闽派中医

儿科流派研究与传承发展

主　编　郑　健

副主编　肖诏玮　艾　斯

编　委（按姓氏笔画排序）

艾　斯（福建中医药大学附属人民医院）

庄翔莉（福建中医药大学）

李学麟（福建中医药大学附属人民医院）

肖诏玮（福建中医药大学附属福州中医院）

张超景（福建中医药大学）

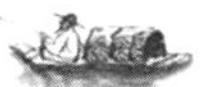

人民卫生出版社

·北　京·

图书在版编目(CIP)数据

闽派中医儿科流派研究与传承发展 / 郑健主编. —
北京：人民卫生出版社，2021. 3

ISBN 978-7-117-31291-2

Ⅰ. ①闽… Ⅱ. ①郑… Ⅲ. ①中医儿科学-中医流派-福建 Ⅳ. ①R272

中国版本图书馆 CIP 数据核字(2021)第 032451 号

人卫智网	www.ipmph.com	医学教育、学术、考试、健康，购书智慧智能综合服务平台
人卫官网	www.pmph.com	人卫官方资讯发布平台

闽派中医儿科流派研究与传承发展
Minpai Zhongyi Erke Liupai Yanjiu yu Chuancheng Fazhan

主　　编：郑　健
出版发行：人民卫生出版社（中继线 010-59780011）
地　　址：北京市朝阳区潘家园南里 19 号
邮　　编：100021
E - mail：pmph @ pmph.com
购书热线：010-59787592　010-59787584　010-65264830
印　　刷：三河市潮河印业有限公司
经　　销：新华书店
开　　本：710×1000　1/16　　印张：9
字　　数：105 千字
版　　次：2021 年 3 月第 1 版
印　　次：2021 年 3 月第 1 次印刷
标准书号：ISBN 978-7-117-31291-2
定　　价：48. 00 元
打击盗版举报电话：010-59787491　E-mail：WQ @ pmph. com
质量问题联系电话：010-59787234　E-mail：zhiliang @ pmph. com

主编简介

郑健，二级教授，主任医师，博士生导师，享受国务院政府特殊津贴专家，福建省卫生系统有突出贡献中青年专家，福建省“百千万人才工程”人选，第六批全国老中医药专家学术经验继承工作指导老师、省级老中医药专家学术经验继承工作指导老师，福建省名中医。历任福建中医药大学党委常委、副校长，福建中医药大学医院管理中心主任，福建中医药大学附属人民医院、福建中医药大学附属第二人民医院、福建中医药大学附属第三人民医院院长、书记等职。兼任中华中医药学会儿科分会副主任委员，中国中西医结合学会儿科分会副主任委员，世界中医药学会联合会儿科专业委员会副会长，全国中医药高等教育学会儿科教育研究会副理事长，福建省中西医结合学会副会长，福建省医学会副会长，福建省中医药学会儿科分会主任委员，福建省中西医结合学会儿科分会副主任委员，《福建中医药》副主编，《福建医药杂志》《中国中西医结合儿科学》《中医儿科杂志》编委等职务。对小儿肾病、哮喘等中西医结合治疗颇有研究，承担厅级以上科研课题30余项，发表专业学术论文200余篇，主编或参编教材、专著20余部，荣获部（局）级、省级科技成果奖8项，其中二等奖1项、三等奖7项，厅级科技成果奖12项。由于科研成果显著，先后被授予全国优秀中医临床人才、全国第四届中西医结合贡献奖、中华中医药学会科技之星、中国中西医结合优秀中青年科技工作者、福建省教学名师、全国中医医院优秀院长、福建省优秀医院管理者、福建省优秀中医院长等光荣称号。

序

名家流派是中医药宝贵经验的总结，也是中医药学术传承的重要载体，而以地方为特色的学术流派更彰显了中医学天人合一、因地制宜的优势和特色。福建地处中国东南沿海，简称“闽”，这里人杰地灵，历代名医灿若繁星。从历代成名医家和传承著书来看，闽派中医以妇儿科见长。

福建中医儿科源远流长，底蕴深厚，兼容并蓄，名家云集。南宋朱端章著有《卫生家宝小儿方》和《卫生家宝产科备要》，杨士瀛著有《仁斋小儿方论》等，不仅奠定了闽派中医儿科的基础，也为我国中医儿科学的创立和发展做出了重要贡献。明代儿科医家聂尚恒、郑大忠、齐德成，清代儿科名医周士祢、邓旒、洪泽秋，近代中医儿科世家陈燮藩、林景堂、李子光、郭云团、陈建桐、张贞镜、郑起英、余勉堂等，一大批社会公认的中医儿科流派都曾独树一帜、名噪一时，不仅惠泽八闽，同时也对整个中医儿科的发展产生了重大影响，具有重要的学术价值。

郑健教授 1983 年毕业于福建中医学院（福建中医药大学前身），曾担任福建中医药大学附属人民医院院长和福建中医药大学副校长等职。郑教授长期从事中医儿科的教学、科研和临床工作，在专业领域有很深的造诣，是福建省中医儿科的学术带头人，也是国内中医儿科的著名学者，在师生和患者中享有盛誉。更难能可贵的是，他在繁忙的教学、诊务之余，依然笔耕不辍，著作颇丰。

《闽派中医儿科研究与传承发展》是其系统整理闽派儿科医家学术经验及其创新发展的一部专著。本书的出版对于整理和挖掘闽派中医儿科的学术特色和诊疗优势，拯救频临消亡的特色儿科流派，促进闽派中医儿科的传承、创新和发展，服务于“健康中国”战略和“一带一路”倡议具有重要的现实意义和深远的历史意义。

在本书付梓之际，本人有幸先睹为快，获益良多。相信对于中医儿科专业人士和广大中医药工作者而言，这将是一部非常有价值的参考书！故谨予推荐，简言为序！

中华中医药学会中医诊断学分会主任委员

世界中医药学会联合会中医健康管理专业委员会会长

岐黄学者、福建中医药大学校长　李灿东

2020 年 8 月 5 日

前　言

八闽雄都，人杰地灵，历史悠久，文化昌盛，名医佳士，代有师承，术业专攻，著述浩瀚，底蕴深厚，流派纷呈。扬传统医药之学，传岐黄救人之术，百家争艳，百花绽放。如一代名医董奉、苏颂、杨士瀛、郑樵、蔡元定、朱端章、李迅、宋慈、陈修园等。三国时期，董奉与张仲景、华佗并称“建安三神医”，其医精德诚，被后世尊为“杏林始祖”，照耀千秋。何希彭的《圣惠选方》成为“医门传之以立业，病者持之以活命”的著名医书。南宋杨士瀛的《伤寒类书活人总括》和《仁斋直指方论》等名著，剖前贤未言之秘，摘诸家已效之方，扬家世之传而独树一帜，救黎民百姓而医德远扬。朱端章的《卫生家宝产科备要》，被后世称为“产科之荟萃，医家之指南”。清代陈梦雷所编的《古今图书集成》，卷帙浩繁，贯穿古今，堪称我国现存规模最大的古代百科全书，其中《医部全录》为方书之渊海，证治之津梁。陈修园的《南雅堂医书全集》和《医学三字经》等，著书以释前人之旨，阐述以明中医之门，是为初学之径，业医者之规。

闽派中医人才辈出，家学渊源，底蕴深厚，世医显赫。例如历传十世的连江陈氏儿科，历传七世的壶山林氏内科、善化坊孙氏妇科、桂枝里陈氏儿科、塔移影林氏儿科，历传五世的凤山郑氏内科、永泰俞氏内科、连江陈氏妇科及内科、苍霞洲李氏儿科等。世医辈出，著述传世，济人以术，授人以渔，诊救患者，扬芬杏林。同时，闽医多有“诗书世其家，岐黄游其艺”的深厚文化底蕴，常有援儒入医，杏林文苑，一脉相通，彰显特色。从历代成名医家和传承著书来看，闽派中医以妇儿科见长。

中医儿科初始于南宋朱端章，自北宋钱乙始列为专门。朱端章为福建长乐人，是闽派中医儿科的创始者，著有《卫生家宝小儿方》和《卫生家宝产科备要》。南宋时期福州名医杨士瀛对儿科殊有建树，著有《仁斋小儿方论》《伤寒类书活人总括》《仁斋直指方论》《医脉真经》《医学真经》《脉诀》《察脉总括》等，《仁斋小儿方论》是一部专论儿科临床证治的医书，对后世中医儿科学的发展起了促进作用。福建中医儿科流派云集，在近代医学史上产生过重大影响，一大批社会公认的中医儿科流派都曾名噪一时、独树一帜，特色突出，疗效显著，共同促进了近代中医学术繁荣和临床优势的发挥。福建中医药大学附属人民医院儿科是福建省中医儿科医学中心和全国中医儿科区域医疗中心的建设单位，作为中医儿科龙头单位有责任对福建的中医儿科流派进行梳理和传承，对福建中医儿科流派的抢救性、保护性、传承性进行研究是非常必要的。梳理福建中医儿科流派的发展和传承，弘扬福建中医儿科流派的学术思想、特色疗法，是为了充分发挥福建中医儿科流派的学术优势和诊疗特色，促使其发扬光大，并积极参与国家的医疗卫生改革，更好地服务于广大百姓。

本书的主要内容分为两大部分。第一部分主要阐述福建的文化形成及福建文化对闽派中医的影响。福建文化的特点决定了闽派中医的特色和优势，影响着闽派中医儿科的形成和发展，体现出海纳百川、有容乃大的福建精神。第二部分主要阐述福建中医儿科主要流派的传承、创新、发展的过程及其特色和优势。本书以福建文化与闽派中医为线索，以福建中医儿科流派的传承、创新、发展为主线，以闽派中医儿科学术思想和特色疗法为特点，整理和挖掘闽派中医儿科的学术特色和诊疗优势，拯救濒临消亡的特色儿科流派，促进闽派中医儿科的传承、创新和发展，服务于全国百姓。

闽派中医及儿科学历史悠久，人才辈出，底蕴深厚，流派纷呈，著述浩瀚，博大精深。本人才疏学浅，虽认真编写，统稿再三，修删不少，仍难免有疏误不周之处，恳请同道、读者多提宝贵意见。

郑　健

2020 年 10 月

目录

第一章　八闽文化推助闽派中医药的发展 …… 2
一、八闽文化催生闽派中医药的发展 …… 2
二、闽派中医药的特色及贡献 …… 13
三、八闽文化和闽派中医药的传播 …… 18

第二章　闽派中医儿科的发展史略 …… 19
一、宋朝闽派中医儿科的发展 …… 19
二、明清时期闽派中医儿科的发展 …… 23
三、近代闽派中医儿科的发展 …… 26

第三章　桂枝里陈氏儿科 …… 31
一、流派传承史 …… 31
二、流派学术思想研究 …… 34
三、流派医德人文风采 …… 42
四、流派传承与发展 …… 43

第四章　苍霞洲李氏儿科 …… 51
一、流派传承史 …… 51
二、流派学术思想研究 …… 53
三、流派医德人文风采 …… 65
四、流派传承与发展 …… 66

第五章　郭氏儿科 …… 68

一、流派传承史 …… 68

二、流派学术思想研究 …… 71

三、流派医德人文风采 …… 94

四、流派传承与发展 …… 95

第六章　塔移影林氏儿科 …… 100

一、流派传承史 …… 100

二、流派学术思想研究 …… 102

三、流派医德人文风采 …… 110

四、流派传承与发展 …… 110

第七章　连江陈氏儿科 …… 112

一、流派传承史 …… 112

二、流派学术思想研究 …… 113

三、流派医德人文风采 …… 120

第八章　张氏儿科 …… 121

一、流派传承史 …… 121

二、流派学术思想研究 …… 124

三、流派医德人文风采 …… 130

四、流派传承与发展 …… 131

主要参考文献 …… 132

“八闽”是福建省的别称，简称“闽”。秦以前的福建，一般称为“七闽”。《周礼·夏官·职方氏》有“四夷、八蛮、七闽、九貉、五戎、六狄”的记载，是由于福建土著民族在秦以前有“七国”（即有七个部落）。唐初增设漳州，入宋以来，“八闽”常指建宁府、延平府、邵武府、汀州府、福州府、兴化府、漳州府、泉州府这八个曾经存在过的府级行政单元，历经元、明、清几个朝代，“八闽”一称沿用至今，用来比喻福建的府或地区。

另一种说法是晋时中原战乱频繁，衣冠南渡，始入闽者，有林、黄、陈、郑、詹、邱、何、胡八个中原大族，入闽后先在今闽北地区及晋安（福州）定居，后渐向闽中和闽南沿海扩散，史称“衣冠南渡，八姓入闽”，故称“八闽”。

❖ 第一章

八闽文化推助闽派中医药的发展

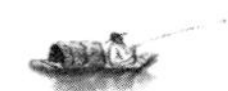

文化是特定地理背景下地域社会经济发展的产物,其内涵包括一定地域内在历史发展过程中本土居民的思想观念、意识形态(价值观与思维模式)以及两者外化的不同形式(如语言、文物,风俗等)和不同内容(如哲学、宗教、文学、艺术等)。因此,文化本身就蕴涵着人类群体、历史条件和地理环境三个基本要素,其不仅具有民族性和时代性,更重要的是还具有地域性。八闽,作为一个地域概念,是一个由武夷山脉、太姥山脉、博平岭山脉等环绕而成的地理单元。八闽文化就是植根于这片土地的,以原始闽越文化为底色,从旧石器时代开始历经多种文化的冲击和融合,在相对独立的地理环境中逐步发展成熟的一种地域文化,长期以来一直有着鲜明的地方特色和旺盛的生命力,是中国区域文化系统的一个重要组成部分,而闽派中医就是紧随八闽文化的发展而形成。

一、八闽文化催生闽派中医药的发展

"闽"字来源已久,《周礼·夏官·职方氏》有"七闽"的记载。七闽就是指七个部落住在福建各地的原住民。直至唐开元二十一年(公元733年),为加强边防,设立军事长官经略使,取当时的地方行政机构福州、建州各一字，名为福建经略史，福建的名称才开始出现，并沿用至今。福建文化和闽派中医药是在其自己的地理环境中经过历史的不断演进而逐渐形成的。

（一）先秦时期

在福建的土地上，18 万年前即有人类活动的痕迹。已发现的旧石器时代和人骨化石地点，主要分布于闽中大谷地和东部沿海地区。有了人，闽文化的历史就开始了。位于三明市郊万寿岩旧石器时代洞穴遗址，有厚 0.6m 的旧石器时代的文物堆积，已发掘出石制品 70 余件，以及虎、竹鼠、巨貘等伴生动物化石，经铀系列测定，其制作年代约为距今 18 万年前。漳州莲花池山旧石器遗址，出土了 27 件经人类加工的石片，时间为距今 4 万 ~8 万年前。东山县发现的“东山人”右肱骨化石，清流县发现的古人类牙齿化石，其生存年代都在距今 1 万年前左右。三明、漳州、东山、清流发现的旧石器时代遗址和人骨化石，充分说明早在 1 万年前福建各地已普遍有人类生存和活动的现象。

福建新石器时代文化最有代表性的是昙石山文化，它是以闽侯县荆溪镇恒心村的昙石山遗址命名的，昙石山遗址是当时人吃剩下的贝类外壳堆积起来的“贝丘”遗址。其下层年代距今 4000~5000 年，中层不晚于公元前 2000 年，相当于夏代初期。昙石山遗址的贝壳经反复鉴定，有蛇、牡蛎、小耳螺等，还有属于鱼类的脊椎、鳍条、胸鳍刺，以及属于爬行类的鳖背甲和腹甲等。从昙石山和其他贝丘遗址发现的大量石箭镞、骨镞、陶网坠和水产品遗物看，昙石山先民过着以渔猎和捞贝为主，辅以农耕的经济生活，自然地理和考古发掘说明，昙石山文化既有大陆文化的特点，又充分显示了其濒江靠海，具有鲜明海洋文化的特点。

远古时期的闽族人学会了用火和人工取火,改变了生活卫生状况。如昙石山遗址、庄边山遗址均发现有烧制陶器的窑灶、取暖用的火塘、炊食用的连通灶,可见他们已学会用火,会利用火加工食物,把生食变为熟食,以减少疾病,促进身体健康。随着火的掌握和运用,他们在生产、生活实践中逐步积累了一些医药卫生知识,并摸索出温热刺激可以缓解或消除某些病痛,这就是物理疗法的开端。平潭县壳丘头发现有砍砸、刮削器,漳平西元村尾官后山发现有新石器时代磨制精细尖锐的砭石、石刀等,还有磨光滑细的石陶拍、小圆凹形石球,推测可能是当时的刮痧工具。在闽侯等地,出土了大量骨针和石制或黏土制的陶纺轮,并有伴随纺轮出土的桐油籽和棕绳。由此可知当时的人们已经从缝制兽皮御寒,发展到了原始的纺织业和缝纫技术,这是原始人卫生保健的一大进步,不仅改善人们的生活条件,减少了疾病,而且增强人们适应自然界气候变化的能力。出土的长短不同的骨针,除了用于缝制树叶兽皮外,有的推测用于针刺治病。至商代,福建已随着中原地区进入了青铜时代。由于青铜器的使用,医疗方面的针刺疗法所用的石针、骨针已逐步被青铜针所替代。

(二) 秦汉至魏晋南北朝时期

先秦时期,福建的居民主要为闽越族,其文化特征是“信巫鬼,重淫祀”,保存有浓厚的地方特色。秦汉时期,开始有北方汉族人民南迁入闽,闽越族和汉族文化不断融合。魏晋南北朝时期,北方汉人大批入闽,北方社会的各阶层人士都有大批成员或代表人物在此时期南迁入闽,带来了中原的儒学文化、道教文化和佛教文化,汉越民族进一步融合,为具有浓厚闽越文化特征的汉文化在福建的传播奠定了基础。

中原地区的医学伴随着经济文化重心的南移传入福建后,逐步改变了闽越人迷信鬼神、祈求巫医治病的不良风气，促进了福建医学的健康发展，而后又逐步形成了具有闽越特色的区域医学。这一时期福建出现的名医中，当首推与张仲景、华佗并称为“建安三神医”的董奉。董奉，福建长乐人，医术高明、医德高尚，为人治病不计报酬，只求种杏为报，杏熟收果易谷，以恤贫困。数年后得杏树 10 万余株，郁然成林，故有“誉满杏林”之佳话，后世“杏林”之典故盖源于此。人们常把董奉称为“杏林始祖”。南北朝时期，莆田郑露、郑庄、郑淑 3 人，曾在金仙院（今莆田广化寺）行医济世，为众人诊治病痛，深受人们赞誉，人称“南湖三先生”。

福建因雨水充沛，四季常青，中药品种繁多，资源丰富，东晋时闽中药材生产闻名于全国，为临床提供了充足的药物资源。史书载，有南朝人撰著《闽中草木状》，介绍产于福建的各种植物（包括药用植物）。福建的炼丹术历史悠久，据《史记》载，公元前 2 世纪我国就有了原始炼丹术，不久便随着炼丹方士相继入闽而由中原传入八闽大地。早期自中原入闽的炼丹术士是何氏九兄弟，亦称何九仙、何真人，他们从闽北古道入闽，经由闽县福清而至莆田，最终选择仙游九鲤湖为落脚点，从事炼丹制药活动。至今福州于山和九鲤湖仍保存有九仙炼丹的炼丹井、丹鼎和丹灶等遗迹。魏晋南北朝时期，不少道教炼丹家纷纷南迁入闽，如左慈、葛玄、郑思远和葛洪等道家代表人物，其中晋代炼丹的著名人物葛洪，一生从事炼丹、论道和行医。葛洪学识渊博，著述宏富，现存的医书有《肘后备急方》《金匮药方》《神仙服食方》等，在炼丹和制药化学史上占有一定的地位。魏晋南北朝时期，福建的海外交通开始发展，泉州已有大船来往于南海诸国。“晋武帝太康四年（283 年），以温麻（今福建霞浦）船屯立”（《宋书·州郡志》），航海业得到初步发展，东南亚的名贵药物如犀角等传入福建，海外交通促进了包括医药在内的中外经济文化交流。

（三）隋唐五代时期

隋朝在福建设闽州，唐朝设福州、建州、泉州，后增置漳州和汀州，还置福建经略使，统管五州，有利于福建经济文化的进一步发展，福建名称始现。随着入闽汉人自西而东、由北而南的分布，在沿海开展围海造田和水利工程建设，推广双季稻和扩大经济作物面积，促进了经济发展，经济的繁荣为医学的发展创造了十分有利的条件。福建省气候闷热、潮湿，各种疾病和瘟疫易于流行，因而福建历来被视为“瘴疠之地”。由于当时人们缺乏医学知识，医疗水平低下，认为疾病和瘟疫是山魈作祟，只有借助神明才能除病消灾，故闽人敬神信巫的观念较为浓厚。随着北方汉族人大批移居福建，中原地区的医学知识也逐步在福建得到传播和发展。福建丰富的药材资源受到人们的重视，并得到开发和利用，不但在防治疾病上发挥重要作用，而且还供应其他地区临床用药。据文献记载，在唐代后期，福建有大量的药材和茶叶、荔枝、桂圆等远销中原，有的还作为贡品进贡朝廷。由于茶叶气味清香，有清头目、悦神志、消食下气的作用，因此当时民间常把茶叶加工成开胃消食的保健茶，如蜡面茶、研膏茶等，成为百姓家中常备的保健药品，并在临床上普遍应用。唐代福建的造船业十分发达，船舶南航，远达东南亚诸国，中外药物交流成为经济文化交流的重要内容，当时从国外输入大量乳香、沉香、龙脑、玳瑁、珍珠等药品，可从闽王向朝廷进贡的礼品中窥见一斑。

（四）宋元时期

宋代，八闽文化经过长期的吸收、融合，终于迎来了其全面繁荣期。宋代的福建不仅在经济上是国内最发达的地区之一，而且在文化上也居于全国的先进行列。宋代闽人大建学校和书院，福建一度成为全国的理学中心。以朱熹为代表的闽学在中国文化史上贡献巨大，也是闽文化在中华文化中最闪光的亮点之一。

宋代朝廷重视医药事业，在全国各州郡都先后设立医药管理机构。北宋初年，福建设有政府药局“医药和剂局”，专售成药并刊刻药局方，既方便群众治病，又保证药品质量，深受民众欢迎。当时的州郡官员对医药事业十分重视，大力推广医药知识。据《三山志》记载，宋仁宗庆历六年（1046 年），特请闽县通方技之学的何希彭，把宋廷编撰的《太平圣惠方》加以整理，编成《圣惠选方》一书。书中收载药方 6 096 首，大多方便易行，用之有效，受到病家信赖。《圣惠选方》被作为医学教科书，用了数百年，影响巨大。

宋代福建的刻书业较为发达，刻书地域分布广泛，建阳、南剑州、汀州、邵武、福州、泉州等地都有刻书，其中尤以福州地区和建阳地区刻书最为兴盛，是全国著名的刻书中心。福州是宋代福建大规模刻书的发源地，早在北宋时期福州雕版印刷佛经 18 000 卷，居当时闽省各地刻书之首。随着闽学的兴起，建阳一带书院林立，讲帷相望，著作如林，书坊遍设，刻书业突飞猛进。建阳的刻书业以麻沙、崇化两坊为著名，在宋代号称“图书之府”。在发达的刻书中，医书也得到大量的刊刻印行。据有关资料记载，宋代闽刻医书有 27 种，至今尚存 15 种，其中影响较大的有《图经本草》《集验背疽方》《伤寒百问歌》《洗冤集录》《仁斋直指方》等，对福建医学的发展产生较大影响。

两宋时期福建涌现出一批著名医家和知医学者，有的重视理论探讨和脉学研究，有的在临床内、妇、儿科及针灸等方面取得一定成就。例如，南宋建阳理学家蔡元定兼通脉学，曾参考《黄帝内经》《难经》及仲景之书，撰著《脉经》。蔡元定的《脉经》对中医脉学理论的发展起到积极的推动作用，系统整理和论述了人体十二经脉和奇经八脉的循行和主治病证，尤其注重探究脉理本原，又论述脉象与季节和五脏脉的复杂关系，明确提出胃气脉的概念等。钱闻礼精于伤寒学，撰著《伤寒百问歌》。书中以七言歌诀形式阐述《伤寒论》中有关临床辨证论治的93个问题，内容通俗，易于掌握，该书有助于初学者理解《伤寒论》原文的精义。南宋名医杨士瀛，自幼矢志学医，悉心钻研《黄帝内经》《难经》《伤寒论》等古医书以及历代名医著作，并能融会贯通，独树一家之言，对《伤寒论》颇有研究，撰著《伤寒类书活人总括》。该书汇集朱肱《伤寒类证活人书》中的研究心得，并结合杨氏的学术见解编写而成。书中内容与临床紧密结合，融脉、证、治、方于一体，内容简明扼要，便于诵记，为学习《伤寒论》较好的入门书。杨士瀛还著有《仁斋直指方论》，该书以论治内科杂病为主，涉及外、妇等科病证的治疗；《仁斋小儿方论》是一部专论儿科临床证治的医书，系统论述儿科各种常见病证与治疗。书中对"惊""疳"二证论述甚详。在惊风症状描述方面最早提出"四证八候"，即痰、热、惊、风四证，搐、搦、掣、颤、反、引、窜、视八候，高度概括了小儿惊风的证候特征。并且重视调补小儿脾胃，反对妄用攻伐。苏颂博通经史百家，凡图纬、律吕、星宿、算法、山经、本草无不钻研，著有《本草图经》等，收集全国各郡县的药物标本和药图，载录药物780种，药图933图，对后世本草学研究有很大的影响。南宋郑樵著有《通志·昆虫草木略》《本草成书》《本草外类》等药物著作，收载药物1 095种，介绍每味药物的名称、别名、形态、性能、功用及前代医家的论述。南宋刘信甫撰著《新编类要图注本草》，论述药物性味和加工炮制方法。南宋刘信甫著有《活人事证方》和《活人事证方后集》，论述临床常见病证的治疗，精选良方千余首。

宋慈注重检验，博采近世诸书，自《内恕录》以下凡数家，荟萃厘正，并增以己见，撰成《洗冤集录》，是我国现存第一部司法检验专著，曾被译成7国文字，在世界法医学史上有一定影响。元代邹铉，续增宋代陈直《养老奉亲书》，撰著《寿亲养老新书》，该书征引方药，颇多奇秘，对老年颐养之法，论述较详，颇有参考价值。妇产科的朱端章，撰著的《卫生家宝产科备要》，内容包括妊娠禁忌、养胎、妊娠、产前产后、小儿初生保护法、断脐法、乳儿法、哺儿法、浴儿法等，该书是对宋以前有关产科理论及经验的总结，是我国产科史上早期的重要著作。针灸医家庄绰，兼通医术，尤其精通针灸。有方药、本草、针灸等方面著作问世，所著的《灸膏肓俞穴法》是我国现存最早的研究腧穴灸法的专著。此外，宋代还有叶大廉《叶氏录验方》，元代熊彦明《类编南北经验医方大成》等。

总之，宋元时期，人文荟萃，名医辈出，造纸业和刻书印刷业的兴盛，促进了医学的发展和医学著作的大量刊行。闽派中医发展已形成一定的区域特点，无论是基础理论研究还是临床各科医家，均取得一定成就，在中医药学术发展史上占有一定地位。宋元中医药学的成就，为闽派中医药学的进一步发展奠定了坚实的基础。

（五）明清时期

明清时期，建阳书坊迎来了刻书的黄金时代，其刻书数量远远超过江南其他省份，尤其是明嘉靖、万历年间，建阳刻书业进入历史的鼎盛时期，出现了书铺林立、百肆争刻的繁荣景象。医书的刊刻出版是建阳书坊刻书的重要内容，刊刻出版了大量中医古典医籍，其所刻印的医书大多采用类编、俗解、注释、图注等形式，以浅显通俗为出版宗旨，对普及医学发挥了积极作用。据统计，当时刊刻的医书有《新刊补注释文黄帝内经素问》《类证陈氏小儿痘疹方论》《小儿药证直诀》《名方类证医书大全》《注解伤寒百证歌》《新编医方大成》等84种，合计604卷。

明代经济、文化的繁荣，推动闽派中医药的发展，涌现出一批八闽中医药名家，如熊宗立、许宏、聂尚恒、童养学、雷伯宗等，撰著医书近70部，为福建医学的进一步发展奠定了坚实的基础。在中医基础理论研究方面，如熊宗立重视对《难经》的整理研究，编撰有《勿听子俗解八十一难经》，附有解释《难经》内容的28图，并根据自己的体会对《难经》逐条作注，用浅显的文字作了较为通俗易懂的解释，便于初学者阅读、理解和掌握。熊宗立还编写了《类编伤寒活人书括指掌图论》和《伤寒运气全书》，对临床诊断伤寒病证有一定参考价值。许宏是明代研究《伤寒论》的重要医家，撰著《金匮内台方议》，从方、药、证3个方面对《伤寒论》进行研究和编次，是明代研究《伤寒论》较早的医书；《金匮内台方议》是其一生研究《伤寒论》的经验总结，以主方统附方的方法，对《伤寒论》条文进行归类整理，从中揭示张仲景的辨证施治规律，对临床辨证选方用药很有启发意义。此外，还有童养学的《伤寒六书纂要辨疑》，对伤寒和温热病的临床诊治特点进行了系统的比较和辨析；《伤寒活人指掌补注辨疑》将伤寒各种临床证候区分为正伤寒、类伤寒及传经、直中等几种类型，并论述113首方剂的应用。雷竣的《伤寒发明》，方炯的《伤寒书》，均为阐发伤寒学说的医书。萧京是明末著名医家，撰著的《轩岐救正论》对中医元气理论进行深入研究和阐发，对元气学说的发展作出一定的贡献。

在药学方面论著颇多，如熊宗立的《药性赋补遗》和《增补本草歌括》、陈全之的《食物本草》、滕宏的《神农本经会通》、聂尚恒的《本草总括》、何乔远的《南产志》。

方剂学方面，有方剂学论著如许宏的《湖海奇方》，熊宗立的《袖珍方大全》《山居便宜方》《名方类证医书大全》，吴隐泉的《医方约解》，陈仕贤的《经验济世良方》，邹福的《经验良方》，林道飞的《济世良方》等。

临床医学方面，如熊宗立的《丹溪治要法》《新编妇人良方补遗大全》《类证陈氏小儿痘疹方论》《类证注释钱氏小儿药证直诀》，郑大忠的《痘经会成保婴慈幼录》，雷伯宗的《千金宝鉴》，赖沂的《内伤外感法录》《四科治要》，聂尚恒的《活幼心法》《痘疹心法》，黄炫的《医学会编》，齐德成的《全婴宝鉴》等内、外、儿科医书近 20 种。

清代时期，闽派中医撰著医书 100 多部，在基础理论研究和临床经验总结方面都取得一定成就。如陈梦雷主持编纂的《古今图书集成·医部全录》，该书是我国历来最大的一部医学类书。陈梦雷融汇其 50 年来所涉猎之古籍万余卷于其中，初稿共 3 600 余卷。“医部全录”是《古今图书集成》的一部分，全书 520 卷，共计 950 万字，收录从战国到清初的医学文献 120 余种，并分门别类进行编纂，内容包括医学理论、各科病证、方剂药物、医史传记等。陈修园的《南雅堂医书全集》，是清代较著名的医学丛书。陈修园博览医书，临证经验丰富，著述较多，由后人收集所撰 16 种医书，辑成《南雅堂医书全集》，又名《陈修园医书十六种》，丛书内容十分广泛，涉及医经、本草、医论等基础理论，又包括《伤寒论》《金匮要略》以及内、外、妇、儿、五官等临床各科证治，是临床较好的参考书，在普及医学知识方面有较大的贡献。力钧是晚清著名的医学家、学者、藏书家和教育家，中西医兼求并进，在中西医学汇通、医史研究、医书访求、医籍考佚、本草研究诸方面都在医学史上占有一席之地，著有《崇陵病案》《庚寅医案》《内经难经经释》《骨学》和《伤寒论问答》等。此外，还有郑葆仁的《灵素精采》和陈有流的《伤寒论注》等，对中医经典进行了研究。药物学论著方面，有林玉友的《本草辑要》，收载药物616种，系统论述各种药物的性味、功效、炮制、释义、附方等。陈澈撰著的《药症忌宜》将药物的性味和功效相结合，针对不同病证列举出临床用药和药物宜忌；陈定涛的《药性补遗》和《药义辨伪》，述及药物性味和药物鉴别经验；陶思渠所著的《十二经方议秘要》，将经络理论与辨证选方相结合，对临床研究十二经病证诊治有较大实用价值；林清标编撰的《救急方》和《寿世简便集》，收录内、妇、儿、外和救急、解毒等各科病证治疗的临床验方，方便实用。另有邹成东的《简便方》、林滨齐的《内外科方书》、曾鸿文的《医方汇编》、陈起蔚的《医方说略》等，将方剂学与临床辨证用方紧密结合，重视理、法、方、药的完整运用，对医学界有较大影响。陈五鼎的《脉经》为研究诊法学的著作；邹成东的《保产篇》和林达的《胎产万全》为妇产科著作；儿科著作包括邓旒的《保赤指南车》、陈扬祖的《痘疹新书》、周士祢的《婴儿论》、徐璋的《痘科精义》、黄鸿元的《小儿秘论》、黄作宾的《小儿秘诀》等，对当时儿科盛行的麻、痘病证诊治总结了丰富的临床经验；黄庭镜的《目经大成》居历代眼科专著之魁。临证各科论著还包括郑葆仁的《针灸六法秘诀》、黄润光的《内科要诀》、吕尤仙的《外科秘录》、魏秉璋的《保赤新编》、陈书的《治喉举要》等。从清代福建医家留给后人的大量医学著作中看出，闽派中医已经构成福建区域医学的丰富内容，闽派中医已从理论研究、方药总结和临证诊治经验等方面逐步趋于成熟和完善。

（六）近代

近代，作为医药文化对外交流的窗口，闽人较早地接触到西方文化，使闽文化吸收了不少西方文化的精髓，西方文化和西方医学的传入，对近代闽派中医的发展产生较大的影响。福建省中医药人员在艰苦环境中，致力于中医理论研究和临床实践，临床各科取得一定成就，在创办学校、出版刊物方面积累了丰富经验，出现了一批著名医家和医著，成为近代闽派中医药学发展的重要标志。例如，陈恭溥的《伤寒论章句方解》在伤寒学术史上独占一席；包识生的《包氏医宗》遵循仲景旨意，独具匠心；吴瑞甫的《伤寒纲要》立论透彻，独俱创见，颇为后人所称道；郑肖岩的《伪药条辨》重视药物真假、优劣的鉴别；温敬修的《实验药物学》汇集古代医家用药经验，对药物功用进行重点论述等。据统计，近代福建医家编撰印行的验方类医书有20部。此外，还有郑奋扬的《鼠疫约编》《痧症宝筏》《霍乱论新编》，对当时防治疫病和麻疹提供较大参考价值；林作建的《和斋医案》《伤寒论眉批补注》《六经辨证歌括》，临证治验丰富，对临床有一定指导意义；郑兰芬的《妇科郑兰芬临床治验》、孙朗川的《孙朗川妇科经验》、蔡人奇的《妇科讲义》、连城珍的《妇科三字经》、俞介庵的《女科纂要》、孙浩铭的《孙浩铭妇科临床经验》，积极推动了近代闽派妇产科学的发展；陈桐雨的《陈桐雨儿科医案医话选》、林景堂的《新儿科临床手册》、郑际升的《痘疹指南》、彭光奎的《麻痘新书》等，为近代儿科学的临床和理论发展提供指导作用；吴瑞甫的《中西脉学讲义》《中西温热串解》《中西内科学讲义》，胡友梅的《中西对照医药学》等，以中西学说互相参证，提倡衷中参西的学术观点；李键颐的《鼠疫治疗全书》提出应改进中医给药途径，将中药汤剂制成静脉注射液，等等。

二、闽派中医药的特色及贡献

八闽雄都，人杰地灵，历史悠久，文化昌盛，名医佳士，代有师承，术业专攻，著述浩瀚，底蕴深厚，流派纷呈。扬传统医药之学，传岐黄救人之术，百家争艳，百花绽放。三国时期，董奉与张仲景、华佗并称“建安三神医”，其医精德诚，被后世尊为“杏林始祖”，照耀千秋。北宋林士元善治蛊毒，名闻京畿，救人无数。何希彭的《圣惠选方》成为“医门传之以立业，病者持之以活命”的著名医书。南宋杨士瀛的《伤寒类书活人总括》和《仁斋直指方论》等名著，剖前贤未言之秘，摘诸家已效之方，扬家世之传而独树一帜，救黎民百姓而医德远扬。朱端章的《卫生家宝产科备要》等，被后世称为“产科之荟萃，医家之指南”。清代陈梦雷的《古今图书集成》，卷帙浩繁，贯穿古今，堪称我国现存规模最大的古代百科全书，其中《医部全录》为方书之渊海，证治之津梁。近百年来，闽医相授，医学相传，名医辈出，学派林立。究其特点有以下三方面：

（一）人才辈出，形成闽派中医的人才群

闽派中医，代有名医，人才济济，家学渊源，底蕴深厚，特色鲜明，真传妙术，世医显赫。据俞慎初主编的《闽台医林人物志》统计，从三国到清代的福建医家共641人，从各朝代医家人数分布来看，宋代形成了古代闽派中医药繁荣的第一个高峰时期，也是八闽文化形成的鼎盛时期。在福建古代四大名医中，宋代的苏颂、宋慈、杨士瀛就占了3位。闽派中医以世代相传的世医为主，以从儒到医的儒医为特色，还有游走四方的客医、借医行巫的巫医等不同类型的医家。闽派中医在学术、传承研究方面主要表现为以下几个特点：

1. 人才辈出，家学渊源，底蕴深厚，世医显赫

例如历传十世的连江陈氏儿科；历传七世的壶山林氏内科、善化坊孙氏妇科、桂枝里陈氏儿科、塔移影林氏儿科；历传五世的凤

山郑氏内科、永泰俞氏内科、连江陈氏妇科与内科、苍霞洲李氏儿科等。世医辈出，著述传世，济人以术，授人以渔，诊救患者，扬芬杏林。同时，闽医多有“诗书世其家，岐黄游其艺”的深厚文化底蕴，常有援儒入医，杏林文苑，一脉相通，彰显特色。

2. 注重中医理论、经典著作的研究

例如，陈梦雷主持编纂的《古今图书集成·医部全录》，是我国历来最大的一部医学类书。收录从战国到清初的医学文献120余种，并分门别类进行编纂，内容包括医学理论、各科病证、方剂药物、医史传记等。陈修园的《南雅堂医书全集》是清代著名的医学丛书，丛书内容十分广泛，涉及医经、本草、医论等中医理论，又包含《伤寒论》《金匮要略》以及内、外、妇、儿、五官等临床各科证治，是临床很好的参考书，等等。

3. 中药、方剂的研究成绩斐然

例如，南朝人撰著的《闽中草木状》，介绍产于福建的各种植物(包括药用植物)。葛洪，一生从事炼丹，论道行医，学识渊博，著述宏富，现存的医书有《肘后备急方》《金匮药方》《神仙服食方》等，在炼丹和制药化学史上占有一定的地位。南宋郑樵的《通志·昆虫草木略》《本草成书》《本草外类》等药物著作，收载药物1 095种，介绍每味药物的名称、别名、形态、性能、功用及前代医家的论述，著作内容丰富，颇有应用价值。南宋刘信甫撰著的《新编类要图注本草》论述了药物性味和加工炮制方法。此外，还有陈全之的《食物本草》、何乔远的《南产志》、吴隐泉的《医方约解》、林道飞的《济世良方》、林玉友的《本草辑要》、陈澈的《药症忌宜》等。

4. 临床各科人才辈出，特色鲜明

例如，妇产科的朱端章，儿科杨士瀛，针灸医家庄绰等。此外，还有黄润光的《内科要诀》，吕尤仙的《外科秘录》，林达的《胎产万全》,陈书的《治喉举要》和黄庭镜的《目经大成》等内、外、儿科的闽派中医医籍,尤其儿科医藉,论著纷呈,争艳绽放。

综上所述,从历代成名医家和传承著书来看,闽派中医以妇儿科见长。

(二)文化繁荣,构筑闽版医书的出版中心

随着宋代文化的繁荣,福建的雕版印刷业兴旺发达,刻书地域分布广泛,建阳、南剑州、汀州、邵武、福州、泉州等地都有刻书印刷业,其中尤以福州地区和建阳地区刻书印刷业发展最为兴盛,是全国著名的刻书中心。福州是宋代福建大规模刻书的发源地,早在北宋时期福州雕版印刷佛经 18 000 卷,居当时闽省各地刻书之首。随着闽学的兴起,建阳一带书院林立,讲帷相望,著作如林,书坊遍布,刻书业的兴起突飞猛进,号称有“图书之府”。刻书业的发展,促进了医书的大量刊刻印行。宋代闽版医书主要集中在闽北的建阳麻沙、崇化,闽西的连城、长汀,闽南的泉州和闽中的福州等,所印医学书籍甚多,一派欣欣向荣的景象。闽版医书可分为官刻本、坊刻本、家刻本和书院刻本四大类,以官刻、坊刻为主,家刻、书院刻为辅。据有关资料记载,宋代闽刻医书有 27 种,按内容划分,有中医基础理论、方书本草类、临床各科等,不仅印数大,而且内容广泛,极具保存价值。闽版医籍的大量刊物,记载并传播了历代医家的临证经验和学术观点,而且为后世医家的继承和研究提供了学术资料,在中国医学史上占有重要的地位,不仅对中医的继承与发展起着推动作用,还具有极高的文献价值和重要的学术价值。明清时期,建阳书坊迎来它的刻书黄金时代,刻书数量远远超过江南其他省份,尤其是嘉靖、万历年间,建阳刻书业进入历史的鼎盛时期,出现了书铺林立、百肆争刻的繁荣景象。福建刻书总量

居于全国首位，刊刻出版了大量中医古典医籍，其所刻印的医书大多采用类编、俗解、注释、图注等形式，以浅显通俗为出版宗旨，对普及医学发挥了积极作用。据统计，当时刊刻的医书有《新刊补注释文黄帝内经》《钱乙小儿药证直诀》《名方类证医书大全》《注解伤寒百证歌》《新编医方大成》等 84 种，合计 604 卷。

（三）航海发达，成为中外医药文化交流的窗口

魏晋南北朝时期，福建的海外交通开始起步，航海业得到初步的发展，东南亚的名贵药物如犀角等已传入福建，海外交通促进包括医药在内的中外医药文化的交流和发展。唐代，福建的造船业十分发达，船舶南航，远达东南亚各国。唐宋时期是中国封建社会发展的鼎盛时期，中央政府相对开放的海洋政策，直接促进了“海上丝绸之路”的开辟，带动了福建造船业、海洋航运业、海洋贸易业等经济活动的空前繁荣昌盛，泉州成为东方大港，海洋航线甚至远达非洲。宋代在泉州设市舶司，采取多种有利于中外药物交流的措施，如降低关税，提拔蒲寿庚任提举市舶等，刺激了泉州医药贸易的繁荣昌盛。泉州是我国向东（往日本等国）和向南（往南海诸国）两大航线上的主要港口，汇集了来自两大航线上的诸国药材，进口的大多为芳香药物，如玳瑁、降真香、乳香、没药等，出口的主要为大黄、黄连、川芎、白芷、樟脑等传统中药及部分转口外来药。宋代中医药的迅猛发展与临床对外来药物的需求增加，也是泉州港中外药物交流兴盛的内在客观要求。福建有大量的药材和茶叶、荔枝、桂圆等远销中原，有的还作为贡品进贡朝廷，并从国外输入大量乳香、沉香、龙脑、玳瑁、珍珠等药品。唐代《新修本草》中记载的外来药物有 29 种，到南宋的《重修政和经史证类备急本草》达到了 140 种，增加了 111 种。唐代《备急千金要方》应用外来芳

香药的方剂有 59 首，到宋代《太平惠民和剂局方》应用外来芳香药的方剂是 275 首。

三、八闽文化和闽派中医药的传播

闽文化形成后，不断向外传播，尤其是在中国台湾、广东、海南、浙江、江西等地区传播较广，乃至对邻近海外各国亦有一定影响。

闽文化的开放性、包容性，开创了八闽文化的繁荣昌盛。闽派中医药正是在这种“海纳百川，有容乃大”的八闽文化中茁壮成长，历经数千年而不衰，其原因是闽派中医药很早就能够向世界各国开放，并充分吸收与融合外来医药知识，实现吐故纳新，从而获得生生不息的发展动力，促进了闽派中医药的百花齐放，蓬勃发展。

❖ 第二章

闽派中医儿科的发展史略

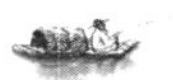

几千年来，中医儿科学随着中医药学的发展而不断发展。从商代殷墟出土的甲古文中已有“贞子疾首”“龋”等儿科疾病的记载，可以看出，早在公元前 14 世纪，中国在医药知识方面已有所认识，不仅记载了疾病的情况，并且对疾病已有分类的认识，同时也有专指小儿疾病的记述，这是中医儿科学的最早文献记载。《史记扁鹊仓公列传》记载“扁鹊名闻天下，过邯郸闻贵妇人，即为带下医；过雒阳，闻周人爱老人，即为耳目痹医；来入咸阳，闻秦人爱小儿，即为小儿医”，这说明在扁鹊时代，已有“小儿医”这个名词，这是关于儿科分科的最早记载。南北朝时代，在医事分科中列入小儿科载入史籍的，首先见于《隋书》，说明小儿医学在两晋南北朝朝代已有所发展，同时也出现了有关小儿医药的专著。如王末钞的《小儿用药本草》、徐叔响《疗少小百病杂方》《范氏疗小儿药方》等。唐宋时期的《颅囟经》为我国现存最早的一部儿科专著。宋代钱乙精研《颅囟经》，专攻儿科 40 余年，他撰著的《小儿药证直诀》是我国也是世界上较早较实用的儿科专著，奠定了中医儿科学独立的理论和实践体系的基础。此后，中医儿科名医辈出，儿科论著精彩纷呈。

一、宋朝闽派中医儿科的发展

闽派中医儿科初始于南宋的朱端章。朱端章为福建长乐人，是一名称职的地方官，也是一位著名的儿科医家，著有《卫生家宝小儿方》《卫生家宝方》《卫生家宝产科方》《卫生家宝汤方》。《卫生家宝方》包括了内、外、妇、儿各科病证验方。《卫生家宝产科方》收集了宋以前的众多医学名家的产科、儿科的经验方，内容涉及妊娠、临产、产后诸症，以及新生儿护理及婴儿常见病的治疗等。《卫生家宝产科备要》还列有"形初保育"篇，重视婴儿的保育和哺养，汇集了巢元方、孙思邈、张涣、钱乙等著名医家有关新生儿、婴儿护理、哺育的论述。他参众长融于一体，且分门别类加以阐述，重点介绍新生儿的护理、拭口、断脐、洗浴、婴儿哺养、体格锻炼等16种保育法，篇后附有5种新生儿常见病的证治。例如初生儿拭口，对于初生儿口中秽液，他采录了《备急千金要方》的"以棉裹指拭口"法和《小儿集验方》的"洁净旧软帕"裹指蘸"井华水或微温水"拭口法，方法简便，在当时有一定的实用价值。同时又收录了《肘后备急方》及《小儿集验方》中以黄连、甘草药汁拭口法，有助于清解胎毒，此法流传至今。又如新生儿及婴儿保育，因为"小儿初生，肌肤未成"，护理特别重要，为防止损伤皮肤，他引用巢氏之法，用"故絮著衣，莫用新棉"，但"不可令衣过厚"，以免"害血脉，发杂疮"。同时又强调，婴儿从小应加强锻炼以适应外界环境，"天和暖无风之时，令母将抱日中嬉戏，数见风日，则血凝气刚，肌肉硬密，堪耐风寒，不致疾病"。这些主张对小儿保健均有重要的指导意义。对于婴儿喂养，重视乳母的身体状况，"形初保育"篇规定乳母"春夏切不得冲热"，"秋冬勿以冷哺乳孩子"，"醉后不得哺孩子"，"如不禁忌，即令孩子百病并生"。又指出，婴儿除哺乳外，应及时增添辅食，如引钱乙之见，"半年以后宜煎陈米稀粥，取粥时时与之；十月以后，渐与稠粥烂饭，以助中气"，确系经验之谈。婴儿的体格锻炼，朱氏取效张涣之法，半岁"当教儿学坐"，二百日

“当教儿地上匍匐，三百日“当教儿独立”，周岁“当教儿行步”，不可“抱儿过时，损伤筋骨”。从这些记载中可见朱氏育儿经验之丰富，也反映当时中医儿科学的水平。

中医儿科自北宋钱乙始列为专科。南宋时期福州名医杨士瀛对儿科殊有建树。杨士瀛，字登父，号仁斋，闽三山郡（今福建省福州市）人，家世业医，至父尤精。杨氏治学严谨，对《黄帝内经》《难经》等中医经典及仲景学说，无不潜心钻研，对晋唐以后的医家名著，亦多博览精读，深究医理，且能融会贯通，自树一家之言，以自家之明而示人，“割前哲未言之蕴，摘诸家已效之方”。例如，提出著名的“气为血帅”的理论，在气血理论研究方面做出了重要贡献；倡导“凡人以胃气为本”的学术观点，重视小儿脾胃；推广诊断小儿的虎口三关法；创新治痘三法和先补后攻治疗疳证，等等。在脉学、伤寒、儿科及内科杂病方面多有成就。杨士瀛一生撰有多部医学著作，据史书记载主要有《伤寒类书活人总括》《仁斋直指方论》《仁斋小儿方论》《医脉真经》《医学真经》《脉诀》《察脉总括》等，因其年代较远，其医籍多有散乱和遗失。明代朱崇正于嘉靖二十九年（1550 年）将杨氏部分医书补遗和重刊，清代《四库全书》及鲍泰圻的《鲍氏汇校医学四种》中又将杨氏的医书再版传于世，故现存有《仁斋直指方论》《仁斋小儿方论》《伤寒类书活人总括》《医脉真经》等书。其学术思想主要在《仁斋直指方论》和《仁斋小儿方论》两部医书中体现。《仁斋小儿方论》又名《仁斋直指小儿方论》。《仁斋小儿方论》是一部专论儿科临床证治的医书，全书细分为初生、变蒸、惊、中风、疳、积、热、伤寒、脾胃、丹毒、杂症、疮疹等 12 类，系统阐述儿科常见病证的诊断与治疗，内容丰富，理法缜密，对后世中医儿科学的发展起到促进作用。杨氏儿科临证，师法北宋儿科名医钱乙，阐发钱乙有关小儿生理病理特点的论述，指出“小儿脏腑柔嫩，易实易虚，易冷易热”，“小儿神气嫩弱”，“脏腑娇嫩”等，强调小儿形体娇弱和病变迅速的特殊性。在儿科临证施治方面，杨氏能顾及小儿的体质特点，告诫儿科临床应“慎用药”，“谨勿妄投通关利膆等剂”，“切不可过用寒凉及银、粉、巴、硝”等攻下之品，如果“不当用而用，或当用而过焉”，不但易于损伤脏腑功能，而且能导致病情恶化，“必生他证”。因为小儿“脏腑柔弱”“易虚易实、易冷易热”的生理病理特点，杨氏特别强调对儿科疾患应诊断准确和用药对症，重视“目视指切”，注意对小儿各种临床体征的观察和切诊，以及婴幼儿指纹诊察法的运用，对儿科常见病证所出现的神态、面色、五官、四肢、毛发、唇齿及二便等方面的异常变化均有详细描述。杨氏善于运用钱乙的五脏辨证方法，以钱乙的五脏辨证为基础，并与八纲辨证紧密结合，临床运用灵活。杨氏十分重视顾护小儿脾胃，由于脾胃为后天之本、气血生化之源，脾胃失调是导致儿科多种疾病的重要原因，在书中特撰“脾胃”专篇，论述脾胃虚实证治，临床时慎用攻伐药物，重视调护脾胃，体现其对儿科脾胃的重视。杨氏擅长治疗惊、疳两证，善于诊察小儿惊风的临床症状，因证辨治，最早把惊风的各种证候概括为“四证八候”。他认为小儿惊风证“皆因脏腑虚而得之，虚能发热，热则生风，是以风生于肝，痰生于脾，惊出于心，热出于肺，而心亦主热”，因此，把“惊，风、痰、热”合为四证。四证已具，八候生焉。搐、搦、掣、颤、反、引、窜、视曰为八候。他以四证八候作为惊风的论病之纲，并进一步阐述了惊、风、痰、热的病理机制，认为“心家受热而积惊，肝家生风而发搐，肝风、心火二脏交争，血乱气并，痰涎壅塞，所以百脉凝滞，关窍不通，风气燔盛而无所泄”导致惊风发病，出现“热盛生痰，痰盛生惊，惊盛生风，风盛发搐”之候，治疗上提出“治搐先于截风，治风先于利惊，治惊先于豁痰，治痰先于解热”的治疗步骤，并详细介绍了治疗急惊风的通关定惊法、截风定搐法、治惊轻下法、治惊稍重下法，治惊重下法、和胃助气法、定志宁神法7种治法，并附43首药方，其中多数是杨氏的经验方，为后世儿科医家所效法。杨氏治疳，注重小儿脾胃虚和食积的病机特点，善于运用消积和胃法于临床。杨氏临证重视小儿痫证诊治，以钱乙的五脏痫证理论为基础，把痫证分为惊痫、风痫、食痫三种证型，又以阴阳为纲，作为临床辨证施治的依据，临证治疗提出"通行心经，调平心血，顺气豁痰"的痫证治疗原则，其有关论述，为宋代以后的多部儿科医书所收载。

二、明清时期闽派中医儿科的发展

明代闽派中医儿科医家聂尚恒，字久吾，少习举业，历任庐陵（今江西省吉安市）教谕、抚宁（今河北省抚宁县）知县、福州府（今福建省福州市）治学教授、宁化知县。聂氏为官的一生中，同时精研岐黄，潜心医术，博览方书，公事之余为人治病，活者不计其数，写下了《活幼心法》《痘疹活幼心法》《痘疹论》《医学汇函》《奇效医述》等多部医学著作，尤其在儿科痘疹和治痢方面，经验丰富，成效卓著。聂尚恒之子聂杏园继承父志，弃仕途而终生专力于医。《活幼心法》主要论痘证、痧证、幼儿杂证，详载各证尤其是痘证的辨治与方药，从病因病机、临床症状及调治方药方面进行分析讨论，在存录历代前贤有关论治痘疹的理论和经验的同时，对诸家优弊进行比较，然后提出自己的见解，发前人之所未发，是一部论述痘疹的专著。聂尚恒重视气血在痘疹发病过程中的重要作用，提出"痘疮全凭气血成功"，"痘毒之气实发于五脏，全赖气血通畅运送毒气出于体外"，使痘疹化浆结痂后病愈。并从痘的形态来辨别气血盛衰，治疗上重视及时补足气血。聂氏认为治病必先辨虚实寒热，而痘疮尤为紧要，若辨不明则用药必错，造成严重的后果。“聂氏集痘疹之大成，开幼科之法眼”，其辨证也，简而明；其立方也，精而切。此外，明代还有闽县郑大忠，集各家论述，编辑成《痘经会成保婴慈幼录》(一名《痘经会成》)。闽县医家齐德成，世代业医，至德成技术尤为精湛，擅长小儿科，著有《全婴宝鉴》。

清代闽派中医儿科医家周士祢专事儿科，对小儿惊风、疳积、痞癖等常见疾患辨证准确，立法得当，处方用药合理，临床多有特殊疗效。周氏撰有《婴儿论》，其书编写体例类似《伤寒论》《金匮要略》，每篇病脉证治示人以病与证结合的意义，从论述病因病机开始，继而根据儿科病证的特点，病情的复杂变化，提出主症，然后据证提出治法，极利于学者掌握该篇所述疾病的证治规律。对每种病证的定义、病机、治法与处方，详细加以分析、比较、鉴别、说明，其论实用精当，实补张仲景对于儿科之所缺。周氏辨病重视四诊合参获取病证信息。对于不善于言语表达的婴儿，特别是在初生儿的辨治中，望、闻、切三诊尤其重要。周氏论治亦多遵从经典，对于小儿外感寒热病证的辨治，基本是按照仲景六经辨证论治之法，同时采纳了后世众多医家的论治经验，参入属于自治的验方。《婴儿论》重点分析了阳痫、阴痫、惊痫、急惊风、慢惊风等多种带有精神症状疾病的病脉证治，其中还论及其他中风相关病证，包括脐风、破伤风、暴卒、中暍、虫惊、虚惊、客忤、中风等急症、危症、重症的辨证与抢救措施，提出“急惊者宜寒泻方，慢惊者宜温养方”的治疗原则。周氏根据临床，明确疳病为脾胃病，疳证因发病原因不同而有不同的类型，如疳癖、谷瘕、缺乳疳、脑疳、疳眼、疳泻、热疳、阏冷疳、疳劳等。周氏还以三焦分论小儿病，涵盖了儿科常见全身性疾病。上焦病包含膈以上部位的儿科常见病证，包括头面五官诸疾。中焦病包含小儿腹部、胁下各种疼痛性疾患及癖块、癥结等病。下焦病包含小儿的大小便异常以及疝肿、梦遗、阴部疾患和脚气、痹、痿等病脉证治。其论遵经典，从仲景，以中医辨证论治的理法辨治婴儿疾病，采纳了历代医家效方验方，更在大量临床实践中创制了不少验方。周氏还专辟“护养”篇于书末，告诫人们调理养护的重要性和具体做法，即首先不要过于溺爱，不要穿戴过暖，小儿稚阳之体，宁可让其“受三分冷”，以适应四时之气的变化。对于饮食，周氏在多处强调其在养护中的重要性，认为“病多从口成，乳后勿与食，食后勿与乳”。杂食与乳食要错开，不可过量，要求“吃七分饱”就行，免积滞不化之病。饮食原则上要求“儿吃热勿吃寒，吃软勿吃硬，吃少勿吃多”。病中不可贪食，要控制其饮食；病后不可强食，否则易导致食复之证。但对于机体的康复，认为食养远胜过药补。此书后传入日本，受到日本医家的高度重视，认为“周氏之精哑科，犹叶生鉴病于镜，脏腑癥结，了然可知”。

清代闽派中医儿科名医邓旒，自幼聪颖胜人，读书业儒，过目成诵，时有学习医经，略知医术。27岁时其妻张氏因病逝世，激发其治病救人之心，遂以毕生精力勤究岐黄之术，博览医书，探求良方，足迹遍布八闽，涉及江浙和台湾地区一带。嘉庆年间邓氏曾在广东学牛痘接种术，后回省推广。邓氏擅长儿科，尤精麻痘证治，晚年著有《保赤指南车》一书，图文并茂，该书以儿科为重点，兼有内、外、妇科杂症以及中毒急救的诊治方药，具有独到见解，闻名海内外。邓氏对儿科杂症和麻痘防治有较详尽的论述，认为小儿“外感六淫，风寒火邪易袭，内因诸症，心肝脾肺为多”，以望气色、察指纹、闻声音、辨部位，诊断病情，提出“三岁以前验指纹，五龄于上脉参论。观颜闻气须兼力，好手医人切莫昏。撰有“观面部五色歌”“察形辨色总歌诀”“察色断病歌”“指纹断病歌”“食指三关歌”“审纹断病歌”和“察额脉断病歌”等内容，补充四诊方法，对临床很有指导借鉴作用。邓氏分析小儿惊风四十余种，所用针灸药治诸法，均是经验之谈，很有借鉴意义。邓旒在“麻科精论”中率先指出“疹虽胎毒，却因时令不正，男女传染而成”，提出隔离诊治，并指出病房禁，对麻疹的预防、护理、治疗叙述颇详，并善用活血化瘀方药治疗麻疹危重急症。还总结出麻疹八十一种并发症的辨证论治，大多为经验之谈。邓氏根据天花的流行情况，注重气候、时间和小儿身体的差异。邓氏博采前人经验，创制延生第一单方，即将新鲜脐带煅制存性研末，用当归、生地黄煎汁喂幼儿服食，可以“终身永无疮疹，兼除百病”，相当于现代自动免疫法，并率先赴广东学习接种牛痘方法，具体阐述了牛痘苗的采制、保管、接种方法等，相关内容记载于《保赤指南车》一书中。

此外，清末南安人洪泽秋家藏秘本《活婴金鉴》，是一部记载辨证诊疗的儿科专著，流传于闽南等地，1991 年由林禾禧、陈文展等人注释。陈扬祖，字耀甫，清代福建长乐县江田人，专幼科痘疹，奇效，著有《痘疹新书》。

三、近代闽派中医儿科的发展

近代著名医家、中医教育家吴瑞甫，福建同安人，祖辈七代咸以医名。自幼力学不倦，博览历代医学，曾评注、校订宋代医书《圣济总录》和陈无择《三因极一病证方论》。吴瑞甫重视医疗经验的总结，一生著述颇丰，著有《中西温热串解》《删补中风论》《新订奇验喉证明辨》《中西脉学讲义》《评注陈无择三因方》《校正圣济总录》，自编讲义《伤寒纲要》《四时感症》《中医生理学》《中医病理学》《传染杂病学》《内科学》《妇科学》《儿科学》等 16 种，还主编《厦门医药月刊》《国医旬刊》等医学杂志。

福州桂枝里陈氏儿科，享盛名二百多年。陈氏其祖少邱于清乾嘉年间从河南迁居榕城，其四世医燮藩精痘疹，五世医笃初，六世医逸园、桐雨，均为福建儿科名医。陈桐雨为福建省名老中医，行医近五十年，不仅擅长温病，对杂病辨证也有见地，晚年还致力于急症重症的治疗探索，著有《陈桐雨儿科医案医话选》一书，该书分为两大部分，分别介绍麻疹、杂病。陈桐雨先生幼传家业，广采众长，临证数十年，活人甚众，主张"活幼全婴，燮脾为先，动和相济，寒热勿偏"。《陈桐雨儿科医案医话选》总结陈氏治疗麻疹，以及治疗顽固性呕吐、巨结肠、五软、急惊风等疑难疾病的经验。

塔移影林氏中医儿科始于开芳，二百多年已历八代。近代寿淇精治喘证、泄泻等常见病及疑难疾患，学术传于其侄景堂，林景堂是林氏儿科第七代传人，为福建省名老中医，重视临床实践，博览、研究、活用中医经典著作及儿科群书，对《医宗金鉴》勤于钻研，取其精华，用于临床，颇有心得，对泄泻、痢疾、喘证等儿科常见疾病殊有专长，他与福建省著名西医儿科专家叶孝礼长期科研合作，其治泻成果尤为国内同仁推崇。《林景堂医案医话》由林恒英等整理，包括林氏医案 30 多则，涉及疳证、积滞、哮喘、泄泻、惊风等治疗经验，内容翔实，实用性强。林景堂与叶孝礼合著《新生儿临床手册》，该书以儿科基础知识及儿科临床常见疾病防治方法为主，联系临床实际，将历年来中西医临床行之有效的防治方法重新整理，荣获全国医药卫生科学大会奖，深受国内儿科专家好评。

李氏中医儿科原籍永泰，迁居福州苍霞之滨百有余年，子孙一脉相承，二代传人子光，幼承庭训，善读古著，精幼科，擅痘疹，多以飞针拯救危急患儿，活人无数，驰誉榕城。著有《杏园老人论医集》和《李子光临诊医案汇编》等书。其子学耕早年随父侍诊学医，尽得其传，曾任教于福建中医学院，桃李满天下。其著有《小儿飞针疗法》一书,由福建科学技术出版社出版。该书介绍李氏用飞针治疗小儿急症如高热、惊痫、昏迷、痉证、呕吐、泄泻等有捷效,亦可用于疳证等慢性疾病。

王著础,字明堂,号东野,福州鳝溪人。15岁在老师林朝尧指导下初探医籍,17岁师事福州名医郭云团,其师出生于名医世家,精于儿科,对时疫温病尤其擅长。王氏过从其门,潜心钻研温病学及儿科专著,临证尽得其旨,更进博采医家各派之长,广搜民间单方,取其精华,用于临床,注重脏腑论辨证,善遣经方奏捷效,倡行化瘀闻痼疾,用药轻灵重祛邪。王氏擅长治疗小儿咳嗽、泄泻和肾病,临证用药丝丝入扣,方简效著,著有《中医预防医学概说》和《王著础临床治验选编》等书。

连江陈氏中医儿科,儿科世家,祖传十代。第九代传人为陈建桐,擅种痘,长治麻疹之术,临证通权达变,运药神奇。建桐身后传其子宜根,为十代传人,幼承家学,又受业于福州中医专门学校,从医六十余年,学验俱丰,为全国首批老中医药专家学术经验继承工作指导老师。陈宜根著有《中医儿科证治要诀》,介绍了中医儿科基础知识、新生儿疾病和小儿常见病,并附有医案。该书根据祖传经验及作者五十多年临床心得撰写而成,具有很好的临床指导意义。

近代儿科名医郑起英,字濯斯,号德明,福建省龙岩市人。郑起英出身于中医儿科世家,祖父郑养钟、父亲郑景轩均以擅长儿科闻名遐迩。郑起英幼年读过私塾,17岁随父学医,22岁独立行医,精通中医经典、幼科专著和家传秘本。他先后在龙岩寿堂氏、熙春、仁济堂、杏仁春等药房行医,求医者甚众。郑氏擅长儿科,根据"小儿稚阳之体,阴常不足,阳常有余"的理论,用药多为滋阴,并遵循"五脏之中肝常有余,脾常不足,肾常虚,心热为火同肝论,娇肺遭伤不易愈"的观点,注重调理肺、脾二脏,尤其对小儿潮热、疳热、腹泻、疳积、麻疹、乙脑等有丰富的验，享有盛誉。郑氏对3岁以下小儿的指纹诊法颇有研究，自编“儿科关纹形色歌”。郑氏认为小儿体质娇弱，外易感受六淫之邪，内易受饮食所伤，时令病、脾胃病较多，并根据小儿“脾常不足、肝常有余”等特点，注重调理肺脾、顾护阴津阳气，常用生金培土抑木等治法，使肺金生、脾土旺、肝木柔。

近代名医余勉堂，漳州人，出生于医学家庭，少时入私塾，后读师范。其父为当时闻名儒医，余勉堂深受其父的熏陶及影响，勤奋好学，秉承父亲医业。早年就随父从事诊疗活动，并阅读历代医学著作，深入研读《黄帝内经》《伤寒论》《金匮要略》《神农本草经》等经典医书，博览历代医家名著，涉猎名医验案，集思广益，融会贯通。余氏行医五十余年，临床经验丰富，经过长期的临床实践，形成了其自身独特的理论及见解，如辨证精明、立法严谨、处方灵活、遣药机变。编撰有《中医儿科简验疗法汇篇》，对后人学习及临床工作有着较大的参考价值。余勉堂认为，小儿在婴幼儿时期，形体嫩弱，形气未充，为“稚阴稚阳”之体，机体脏腑的形态未曾成熟，各种生理功能未健全；脏腑柔弱，对病邪侵袭、药物攻伐的抵抗和耐受能力都较低，故临床可见小儿比成人更易于感受风寒或风热邪气，临床常表现发热、鼻塞、流涕、咳嗽等症状；临床用药亦与成有别，例如运用攻伐之品，药物的用量应较成人宜小，药味亦忌多。余氏强调审证入微，做到见微知著、视外揣内，充分运用四诊收集的信息，儿科尤其应突出望诊的内容，进而对疾病做出准确的证候概括，制订相应的治则治法。小儿病情复杂，变化多端，临床时亦应随证候转变，方药随之增减。

其余名家亦各有师承。张贞镜，字镜亨，年幼在幼塾受读，而随母刘氏学医。其母为世传儿科医生，对婴幼儿疾病如胎疾、保婴等尤为专长。治疗常施针法，自制两用扁头银针、婴儿皮肤针、飞针等，针法精奇，活人不少，在民间享有盛名。治疗新生婴幼儿因胎毒而发生的

“马牙”,应用银针进行挑治,俗称“挑冲术”,再用“马牙散”涂擦马牙,治疗1~2次,婴幼儿就能吸乳,效果显著,被群众称为“挑冲神医”。高润生,其祖父长仁亦有医名,他幼孤家贫,随其世父寿仁学医,擅治幼科,精于治疗痘,能辨证论治,名重当时,为医林钦重,有妙手回春之誉。高希焯,字笑石,早年随其舅卢幼叔学医,擅治痘疹及儿产科杂症,论证处方,屡奏良效。

近年来,叶礼燕参与主编的《儿科辨病专方治疗》,介绍运用专方治疗确有疗效的各系统常见病的概述、病因与发病机制、病理、临床表现、实验室及其他检查、诊断与鉴别诊断、治疗方法、预防与护理,贴近临床,简便实用,2000年由人民卫生出版社出版。肖诏玮等编著的《图解小儿保健按摩疗法》分上、下两篇,上篇主要介绍小儿按摩的基础知识和基本技能;下篇分为七个部分,介绍小儿常见的疾病52种,内容涉及小儿内、外、骨伤、传染病、五官科等,1997年由福建科学技术出版社出版。黄鹤群等编著的《草药治儿科病》介绍了中草药治疗新生儿小便不通、新生儿破伤风、胎毒、流行性感冒、麻疹、水痘、流行性腮腺炎、猩红热、白喉等,于1999年由福建科学技术出版社出版。郑健主编的《中西医结合儿科学》《中西医结合肾脏病学》《实用中西医结合儿科临床诊疗》《四季养生保童子》等儿科专著,详细介绍了近年来中西医结合治疗小儿疾病的临床经验和研究成果。

福建省中医儿科学发展至今,已逐步形成自己的特色和优势,主要体现在以下几个方面:第一,历代名家博采众长,传承发扬,融汇临床,著书立说,百花齐放,百家争鸣;第二,家世业医,数代相传,勤于钻研,善于总结,广纳众家之长,融以家传经验及个人心得,传承创新,特色纷呈,代有人杰;第三,善研经典,精于临床,注重脏腑论辨证,善遣经方疗痼疾,对小儿肺系疾病、脾胃病、肾病、温疫之病及小儿外治疗法等深入研究,优势突出,疗效显著。

❖ 第三章

桂枝里陈氏儿科

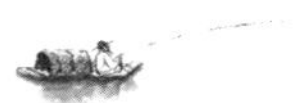

一、流派传承史

闽派桂枝里陈氏儿科，享盛名二百余年。陈氏祖籍河南，其祖少邱迁漳州再移福州，长子仕渤，次子仕甡以医见业，分别悬壶于宿月埕、桂枝里医寓。仕甡传子丽水（字德魁），医声渐著。再传刚济医誉鹊起，刚济擅治男、妇科疑难疾患，尤精儿科望色聆音，断证准确，活人甚众，且不计其酬，人常以东汉末年董奉治病典故，赞其“杏林春暖”。福州知府周莲之子，罹患沉疴，因其延治而获救，周莲亲自撰写“青囊三世泽，红杏万家春”联句以赠，并为其诊室题额匾“杏林山馆”。当时，城内旗汛口附近至旗下街一带均为八旗从龙骑士居聚之所，街道成为其子弟游骋踢球禁地，行人咸有戒心，附近病家如遇请诊，持以“杏林山馆”所印方笺以通行。远帆之子均有父风，长燮藩；次纪西，克绍箕裘。

闽派桂枝里陈氏儿科第四代代表性传承人陈燮藩，字幼帆，专攻小儿科，尤擅治痘疹，生平处方用药，师古而不泥古，能独出机杼。前贤治痘多施温法，燮藩随证施治，或施清热解毒之法。清光绪二十八年（1902 年），福州第一届中医公会成立，为全省最早中医公会，陈燮藩当选为中医公会副会长，中医公会促进了福州中医界的学术交流，同时还主办了中医讲习所，每2个月一次，由有声望的医师主讲。燮藩齿德俱尊，首讲小儿疑难病的治疗经验。民国元年，他任全闽医药学会副会长，分管评议部，望孚八闽。

闽派桂枝里陈氏儿科第四代传承人陈纪西，号健伦，兼理妇幼方脉，曾与其兄燮藩在桂枝里分案应诊，为燮藩得力助手。后独自开业，盛行二十余年。曾著有《活幼刍言》一稿，存箧待梓，因居所被水淹，稿遭散佚。

闽派桂枝里陈氏儿科第五代代表性传承人陈笃初（1878—1938年），燮藩之子，名福敷，号还爽，又号拙庐，少通六艺，早岁游泮水。科举废后，乃致力幼科，迨其父病废，其在侧襄理医务3年，名声渐噪，继业后更是精研医理，道乃益行，求诊者每日以百计，所作医案甚多，惜为洪水淹没。1933年中央国医馆福建分馆成立，他被公推为25名理事之一。他不但精于儿科，且善折枝诗，工朱竹画，通文史，有医、诗、史、画，四绝之誉，其医术传长子逸园、四子桐雨，以桐雨医名为著。

闽派桂枝里陈氏儿科第六代传承人陈逸园（1897—1978年），早年随父习医，乃尽得家传，1945年福建省中医师公会联合会成立，他被公推为理事，中华人民共和国成立后，任福建省人民医院（福建中医药大学附属人民医院）中医儿科医师，有声于时，医余不废吟咏，有乃父之风。

闽派桂枝里陈氏儿科第六代代表性传承人陈桐雨（1909—1982年），又名实怿，沁。自幼研读四书五经，夯实国学基础。早年随父侍诊，1930年入福州中医学社深造四年，1935年悬壶于桂枝里寓所。他勤求古训，承继家学，又博采众长，注重收集民间经验方，亦兼收并蓄。尚兼习西医医理，衷中参西，思想豁达，无门户之见，如与叶孝礼主任有麻疹课题合作，与何琦、罗孝平、林曰铣、林惠琛等主任过往甚密，榕城西医遇有疑难病症，亦延请桐雨会诊。1957年陈桐雨任福州市人民医院（福州市中医院）小儿科主任，历时25年，为该院儿科学术奠基人。陈氏儿科崇尚温病，擅长清热，20世纪五六十年代麻疹流行，福州市人民医院和福州市传染病医院被福州市卫生局指定为专收麻疹的两家医院。福州市人民医院共收治麻疹重症患儿1 564例，疗效甚佳。陈桐雨从事儿科临床近五十春秋，对疑难杂症的救治颇有见地，晚年致力于急症、重症的临床诊治和研究，如先天性巨结肠、先天性幽门狭窄等病。陈桐雨1963年经省卫生厅评定为福建省名老中医，曾任福建省、福州市中医药学会常务理事、福建省政协委员、福州市政协常委，为八闽一代儿科宗师。著有《陈桐雨儿科医案医话选》一书，其学术传子二人：四子辉光（上海第一医学院毕业，福建中医学院中西医结合专修班毕业，现定居加拿大多伦多，开设回春诊所）；五子辉清，福建中医学院毕业，主任中医师，福建省名老中医，全国老中医药专家学术经验继承工作指导老师。学术传承人陈红梅，硕士研究生，福建省福州儿童医院主任中医师；陈岚榕，硕士研究生，福建中医药大学附属康复医院副主任医师，系闽派桂枝里陈氏儿科第八代传承人。

陈桐雨医术除传其子二人外，还授徒四人——孙衡钦、叶天民、曾安、肖诏玮。肖诏玮传授于马榕花、原丹、李君君、施志强、沈聪、陈艺红、肖颖哲、黄宗旺、郑卫光、龚慧颖、郑璟慧、高坤峰等。

陈氏流派，绛帐春风，桃李成蹊，流衍迄今有二百余年，历传八世，代有才人，地方文献屡见记载，八闽百姓口碑载道，公论如榜，舆颂盈衢。学术绳绳相继，代代发扬，学术思想，特色鲜明。

附：陈氏儿科流派传承谱系（图 3-1）

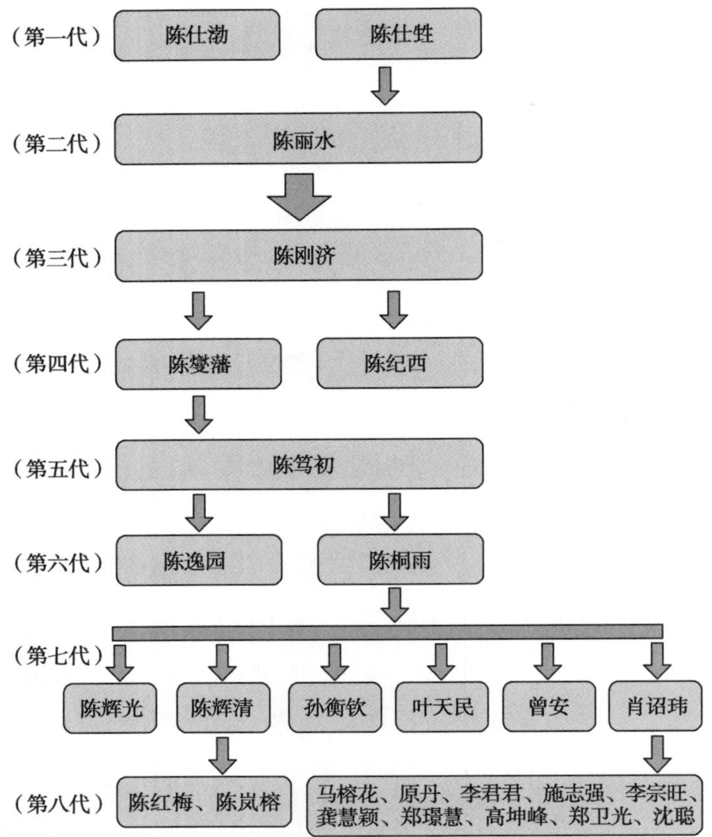

图 3-1　陈氏儿科传承谱系

二、流派学术思想研究

（一）调理脾胃，动和相济

桂枝里陈氏儿科重视脾胃，主张“活幼全婴，燮脾为先，‘动’

'和'相济，寒热勿偏"。须时时重注健气血化生之源。盖小儿生机蓬勃，稚阳未充，稚阴未长，脾常不足，为医者勿伐其生生之气。中宫健旺，则能执中央以运四旁，回旋左右。故在下之气不可一刻不升，在上之气不可一刻不降，为儿科之治，倘不及时燮理脾胃，若中气一败则百药难施矣。

1. 脾胃娇嫩，积湿生痰

小儿饮食不知自节，寒温不知自调，伤食居多。积滞中阻，脾失健运，积湿生痰，积、湿、痰、咳，渐次而生。桂枝里陈氏儿科根据小儿特点化裁半夏厚朴汤，易紫苏叶为紫苏子，成苏朴苓夏合剂，每用于小儿伤食、咳嗽、痰湿等，疗效颇佳。

2. 斡旋中宫，必兼疏木

脾为气血生化之源，职司运化；胃为水谷之海，乃脏腑之本源。而脾胃运化全赖肝木之气以疏泄之。若木失条达，土必壅滞，土木同仇，升降窒息。故桂枝里陈氏儿科在调理脾胃的同时注重疏木化土，健脾和胃。如厌食症患儿，屡投消导不应者，往往是忽略了疏肝，宜用温胆汤加薄荷、神曲以和胆理脾，若妄用消导，徒予克伐而已。又如疳证，土虚亦易木乘，除脾虚见症外，尚兼烦吵、急躁易怒等，常在健脾基础上加用白芍、竹茹。

3. 健脾宜动，切忌壅补

桂枝里陈氏儿科认为小儿生机旺盛，脾胃贵助运而不宜壅补，临证可于补益剂中佐以木香、陈皮等理气之品，以闿气醒脾，散诸甘药之滞。例如，治疗疳证口渴，不用甘凉养阴生津，反予甘平微温之品，擅用钱氏白术散疏通鼓舞，以"动"求胜 ，则脾胃健运，津液自生。健脾贵在运，而运脾则宜：补中寓消，消中有补，消补兼施，且补不碍腻，消不伤正。

4. 养胃滋阴，润燥开关

胃主受纳，性喜柔润，非阴柔不肯协和，况脾胃稚弱，易于化热，辛燥之品易伤津液。桂枝里陈氏儿科治胃病重在润燥养阴，善用润燥启膈以止吐，清养阳土以柔金，滋养胃津以息风。每以舌诊为辨证纲要，阴虚者舌干而少苔，若舌质淡而无苔或地图舌，当属气阴两虚。就新生儿、婴儿吐乳而言，朱震亨云“呕吐久而诸药不纳者，此胃口伏火关格之病”，亦与程钟龄所言之胃脘枯槁相符。桐雨以启膈散重用沙参润燥开关，若气虚加用西洋参，治疗先天性贲门失弛缓症、先天性肥厚性幽门狭窄症均奏良效，使患儿免受手术之苦。

（二）阳热虎踞，清凉涤燔

桐雨常云：“童稚身内三把火，气血表里须别甄，感寒迅从阳明传，饮食停留湿热蒸，杂证开口莫言虚，实热虚火仔细斟。”桂枝里陈氏儿科擅长温病，真灼所见，可谓“立法重清热，活方贵圆机，临证出奇兵，全婴庆有期”。

1. 寒风贼表，温凉齐下

小儿素体热盛，复感风寒，或气候乍暖乍寒，先受温邪，继为寒郁，虽感风寒，亦非一派表寒，故用药宜辛温、辛凉齐下。外寒非温不散，热邪非凉不平，桂枝里陈氏儿科世用葱豉合剂，以葱白、淡豆豉疏表散邪，温而不燥，汗不伤阴，益以连翘、牛蒡子、淡竹叶，轻扬散热；里热重者可加黄芩，清热且又透热于肌表。

2. 外邪化热，清里为重

小儿纯阳之体易于化热，六气之邪多从火化。若见发热，切不可胶刻解表，一法之中应兼八法，如汗出热不解，多属里热内蕴，纵有些微表证，倘一味发汗，不唯热不解，且热病误汗，贻害非浅。应予清里解肌为主，桂枝里陈氏儿科世传验方葛根双解汤，药用葛根、黄芩、栀子、连翘、竹叶、薄荷，以苦寒直挫里热，佐以轻宣之品，使邪无留恋之乡。

3. **杂病多火，慎辨虚实**

幼科杂病，错综复杂，变证甚速，切勿因其肌薄脏娇，动手便补，如陷者咸升提、遗者执固涩，殊不知小儿易热多火，虚实当审，脏腑须辨，临证不明，何以中疾。譬如：大凡认为疝气以中气下陷者居多，动辄以参芪升提。肝脉绕阴器，肝火湿热循经下注而成疝气，几之常也。一患儿误服补中益气，不唯疝病不除，且掣动肝火上腾，上扰清窍，致头痛欲破，桐雨以龙胆泻肝汤中鹄。遗尿，多主下元虚冷，肾不约束膀胱，常予缩泉、巩堤丸。桐雨云肺热尿床并不鲜见，若有口渴、咳嗽、发热、脉数，即予清热宣肺法，投以麻杏石甘汤取效。若妄用补涩，何异抱薪向火。例如，桐雨治一男孩，12岁。诉阳强不已，历经月余，曾服平肝泻火之龙胆泻肝汤，继进介类潜阳，均未中綮，察其头晕耳鸣，腰酸盗汗，手足心热，舌红苔少，脉弦细急，乃阴虚火旺之候。“寒之不寒是无水也”，遂以六味地黄汤加龙牡，20剂获愈。

（三）遣药入微，自出杼轴

1. **用药宜精，轻灵攸长**

桂枝里陈氏儿科，辨证用药，贴切果断，丝丝入扣，力主药在精不在多、不冗方赘药，抓住主症，击中肯綮，兼症可解，切忌见一症加一药，茫无定见，用广络原野之术。小儿脏气清灵，稍呆则滞，稍重则伤，桂枝里陈氏儿科遣药特点是轻清圆活，如湿热氤氲，弥漫三焦，当予清热化湿之法，治疗以经验方通解三焦方为基础加减，郁金宣上，白豆蔻畅中，通草渗下，药仅三味，切中病机，并以舌诊判断湿热轻重，随证加二三味，抽丝剥茧，诸恙可解。

2. 通权知变，奇兵挥戈

桂枝里陈氏儿科常用方剂仅20余首，尝谓方贵化裁，可应万变。就温胆汤而言，取其温胆清胆、和胃消食、清热化痰之效，应用之广，妙在灵活，尚有内变外加之说。内变：以主药竹茹为例，苔白用干，苔黄用鲜，呕吐加姜汁，烦吵用盐搓，咯血秋石制；外加：如厌食加薄荷、神曲，夜啼加钩藤、蝉蜕，咳嗽加杏仁、前胡，感寒加紫苏叶、防风，痰多加紫苏子、葶苈子、莱菔子等。例如，郑某，男，5岁，麻疹后泄泻缠绵数月不愈，由甘蔗乡来榕就诊。症见神疲肢倦，面色无华，四肢不温，饮食少思，唇白舌淡，且舌体时时吐出，动摇如蛇。须用大补之法挽救之，方以十全大补汤与之。郑某之父因拘泥麻疹后忌服温补而未受药，终不治。此系气血两虚，心脾失养，乃病后弄舌，证属凶候。临证要通权知变，灵活应用，审因论治，用药果敢。（选自陈笃初医案）

小儿疾病瞬息生变，先哲有奔马、掣电之喻，治当便捷效验。例如，一男孩，年甫3岁，患急惊风，乃属心肝积热、风火相煽，危急之际，桐雨以熊胆0.6g灌服，半小时后抽搐已止。盖熊胆功专清热止痉，又善凉心平肝，故用于急惊风抽搐者，随拨即应，屡用皆验。实如铁骑奔袭，奇兵取胜也。他亦善用熊胆治疗百日咳的痉咳。又如，林某，男，3岁。突然舌体肿满充口，不能进食，呼吸受阻，势甚紧迫，急以银针蘸酸醋刺舌尖及两旁，出紫色血水少许，并投导赤散加大黄与之，二便通畅，翌日已愈。此系热生火，火生心，心主舌，心气通于舌，此乃心脾积热上攻，致成木舌，若不急治，则生命立殆，所以刺其出血者，使热从血解，银针蘸醋，醋味酸，酸能收肿也；所以投以导赤散加大黄者，使心脾之热从大小肠而泄，亦釜底抽薪之义也。（选自陈笃初医案）

3. 泻胃清肺,妙施石膏

小儿热证居多,桂枝里陈氏儿科善用石膏,每施多应。盖石膏辛甘大寒,辛有透表解肌之功,外感实热者,效胜金丹,里热炽盛,已成燎原者,非此不能制其淫威,故为清阳明经之圣药,儿科之大药,有胆有识之儿科大医必善驾驭之。用量孰轻孰重当视证异而定。饮邪化热,寒热错杂者,用量宜小;发痧出斑,用量大至100~150g。先贤曾谓石膏经煅后,变为收敛之性,点豆腐必煅用,施之于人有使血液凝固之虞,桂枝里陈氏儿科认为此说无稽,石膏经煅,逐去辛味而泻火之力更著也。治火热证,疗效昭彰。临证时配麻黄治肺热喘咳;配知母、桂枝、豨莶草治热痹;配芦根、防风、藿香治胃热滞颐;配黄连、青黛治口疮、雪口(鹅口疮);配玄参、龙舌草治肺胃火热之齁;配增液汤治麻疹发渴;配芦荟、铺地蜈蚣治牙疳。

4. 邪热伤津,苦甘互进

邪热炽盛,必耗阴津,纯用苦寒,势必伤津劫液,若施甘寒,不清其源,徒劳无功。盖伤津系邪热燔灼所致也。桂枝里陈氏儿科用苦寒复甘寒法,创泻火救津汤,药用石膏、寒水石、黄芩、黄连、芦根、石斛、麦冬、白芍、甘草,用于湿热泄泻伤津者,俾热清津复,泄泻自止。

5. 惊痰作祟,金蝉冠玉

小儿神气怯弱,易受惊吓,外感六淫易于夹惊化火。金蝉花甘寒无毒,《证类本草》载其“主小儿天吊、惊痫、瘛疭、夜啼、心悸”。桂枝里陈氏儿科谓金蝉花入药最奇,功逾蝉蜕,清肝定惊,幼幼妙品。治夜啼、夜惊,常配合欢花、百合花;急惊风,配双钩藤、阴地蕨;外感烦吵、惊跳,配金银花、连翘、桑叶;惊泻,则合防风、白芍。

【病案举偶】

案例一

林某，男，3岁。发热7天，疹现4天，不能透足，兼见喘咳、烦渴、便泄、肢冷等症。曾经当地中西医师治疗，注射抗生素及内服中西药未见好转而来院求诊。现症：壮热40℃（肛温），烦躁口渴，干咳气喘，面赤肢厥，上身汗多，麻疹已至胸腹，色紫滞黯而朵密，腰以下未见麻路，腹胀，便泄里急，日行五六次，尿短赤浑浊，咽红，脉象洪数，舌苔黄燥。柯氏斑尚有残迹可见，两肺均可闻及干、湿性啰音。血常规：白细胞计数 $4.6 \times 10^9/L$，中性粒细胞占79%，淋巴细胞占18%，单核细胞占2%，嗜碱性粒细胞占1%。拟属火毒壅滞，麻疹不透之候，治宜辛凉解表，苦寒清里之法，以三黄石膏汤减味为治。处方：麻黄5g、淡豆豉9g、石膏30g、黄芩6g、黄柏6g、栀子9g、细茶2g。

二诊：体温38.5℃（肛温），服药后约2小时汗出遍身，喘平咳减，热稍退，四肢不冷，疹子已透至足跖及手掌，其色红活，疹朵凑合，唯尚有微烦，大便转溏，小便尚赤，脉尚洪大，苔黄稍退，舌质红，乃火毒未尽，再拟前方去麻黄，加竹叶、桑白皮以清余热。处方：枯黄芩6g、黄连6g、栀子9g、黄柏9g、石膏24g、竹叶15g、桑白皮9g、淡豆豉9g，细茶（冲）1撮。

三诊：热退烦除，麻疹色红，上中部疹已收没，已能索食，二便顺调，尚有轻咳微渴，脉略洪数，舌苔净，舌质红而干。当系肺胃余热未清已萌伤阴之候，急宜清热保津、滋阴增液为治。以白虎汤加味为治。处方：玄参9g、石膏30g、知母9g、粳米15g、甘草3g、沙参9g、麦冬9g、桑白皮9g。四诊：据述上药连服2剂后诸恙均平，舌转滋润但质尚红，要求改方。拟芦根30g、白茅根30g代茶以清余热保津液，终于告愈。

按语：麻疹7天未透属愆期逆候，审其所因，系火毒内壅，邪不外达，致成热隐变证。察其现症，壮热烦渴，咳艰气喘，乃热在肺经。肺主气，气郁则发热咳喘，金受火克，肺津损耗则烦渴；上身汗出手足冷者，热邪在里也；不寐者，胃中火盛上扰心神；腹胀便泄里急者，手足阳明均热；小便短浑而赤者，下焦热也。脉洪大，苔黄燥均为热甚之征。总之，此证三焦皆热，上、中二焦（肺胃）为甚。盖麻属阳毒表证，今火毒内蕴不宣，则表里同病，若治内则外未解，若治外则内又急，拟以表里、三焦兼治之法，方用三黄石膏汤去生姜、大枣，以麻黄、淡豆豉直走皮毛，使其在表之邪从外而散；以三黄泻三焦之火，佐栀子屈曲下行，使其在里之热从下而出。石膏辛寒，辛能解肌热，寒能胜胃火，亦表里分清之法也。细茶苦甘微寒，能解热除烦止渴，有清心之效。去姜、枣者，因恐姜能助火、枣能满中也。药后汗出疹透，喘平热减，四肢转温，乃危象已除；但脉尚洪数，知系里热毒邪未衰，仍守前法，上方去麻黄以免外散耗津，留淡豆豉以透余邪，再加竹叶、桑白皮以肃肺清热。三诊上中部麻疹收没，肺胃余热未清已萌伤阴之候，故以清热滋阴为治。（《陈桐雨儿科医案医话选》）

案例二

方某，女，5岁。咳嗽牵引胸胁作痛，时发热，面浮肿，颧赤，喑哑，愈而复发。处方：桑白皮9g、海蛤9g、牛蒡子9g、蝉蜕3g、苦桔梗6g、川贝母4.5g、柴胡4.5g、白芍4.5g、瓜蒌皮15g。

二诊：咳嗽未愈，面肿略退，两颧仍赤，大便如常，小便赤。处方：葶苈子9g、桑白皮9g、茯苓皮9g、紫苏子9g、牛蒡子9g、黄芪皮7.5g、陈皮4.5g。

三诊：服后嗽瘥，声音渐清，面肿渐消，两颧尚红，食欲不振。

照上方连服 2 剂。

四诊：咳嗽清爽，胸胁无痛，颧赤略退，仍用前法加减，续服 2 剂，以善其后。

按语：本例为邪热郁肺，复为木火所乘，以致清肃失令，上逆为咳。逸园论治，初以宣肺平肝、清热化痰为主，药后面肿略退，咳嗽未愈，乃肺郁火潜，仍未宣泄。二诊重用葶苈子，该药为手太阴肺经药，专泻肺气，泻肺中之闭，定逆止咳；益以桑白皮清泻肺火，紫苏子、牛蒡子降气化痰，陈皮理气。用药精确，轻清圆活，效若桴鼓。（选自陈逸园医案）

三、流派医德人文风采

桂枝里陈氏儿科一门，诗书世其家，岐黄游其志。四世医燮藩学养醇厚，医德俱尊，名重榕垣，光绪二十八年荣膺福州最早中医公会副会长、执榕医之牛耳。

桂枝里陈氏儿科奉“老吾老以及人之老，幼吾幼以及人之幼”为宗旨，体现了儒家重民贵生的伦理道德，又彰显了“见危授命”的责任感。陈笃初持镌印一方“贫不计资”，他怜贫恤苦，时常施医赠药。

闽派桂枝里陈氏儿科第五代代表性传承人陈笃初，清光绪秀才，承家学，以儒通医。幼即好画，喜作工笔花卉翎毛，每日伏案临摹不辍，母以其体衰弱不许为。后从陈如璋（字梦湘）攻读诗文，并从师习画，初以简笔写兰竹，笔墨清雅，后尤写朱竹著称，偶作花鸟，构图别致，富有诗意。1930 年他参加福州书画艺术社团——龙珠画苑，成员 27 人均为闽中画坛高手，或擅人物，或长山水，或专花鸟，每月雅集 2 次，赋诗作画，切磋技艺。笃初著有《还爽斋诗集》传世。与福州诗人林苍等人组织拓社,1916 年闽省设修志局(即“通志局”)修纂《福建通志》,笃初应邀参纂,其时中医界仅他一人。故笃初有医、史、诗、画四绝之誉。

闽派桂枝里陈氏儿科第六代代表性传承人陈桐雨,承继家风,仁心仁术,对待患儿和颜悦色、举止柔微,或逗以嬉言,或置玩具以取悦。对远道而来露宿排队取号者,他每备茶水招待,诊室冬设暖炉,天井夏置凉棚庇荫,处处为患儿家属着想,对贫苦人家常免费诊病,或赠资送药,不一而足。桐雨幼承鲤庭之训,有扎实国学基础,又谙熟中医经典,继经中医学社深造三年,故临证批案,文不加点,一气呵成,学养醇厚,文笔隽永。

陈桐雨弟子肖诏玮受师风熏陶,1986 年起与孙坦村院长合作,致力福州中医流派研究,历时 8 年,出版学术专著《福州近代中医流派经验荟萃》一书,并完成多篇研究论文,该著作与研究分别获得厅级科技进步奖二、三等奖。完成“福州地区历代中医药特色与现状研究”和“福建岁时民俗与中医药文化”的课题研究,出版专著《榕峤医谭——福州历代中医特色》,其研究内容收录于《福建民俗与中医药文化》一书(肖诏玮任副主编)。肖诏玮多年来还致力福州中医文化研究,揽胜壶天云锦,扬芬榕医精诚。星霜十年,勤研乡邦文献,搜遗拾佚,睹幽探秘,朝夕考镜。先后出版《壶天墨痕——近现代榕医锦翰》第一、二、三辑和精选本第四辑,同时还参加《闽台文化大辞典》编写。

四、流派传承与发展

闽派桂枝里陈氏儿科历二百余年形成了独具特色的学术思想,有清晰的学术传承脉络,在八闽大地影响甚大。闽派桂枝里陈氏儿科传承团队的传承人承继师学，融会新知，认真总结本门学术思想及诊疗经验，如肖诏玮、陈辉清专一沉潜梳理研究陈桐雨老师学术思想，以学术著作、论文形式面世，再传弟子还对优势病种的诊疗模式进行优化，对流派特色技术加以推广应用，发展和培养闽派桂枝里陈氏儿科的人材队伍。

闽派桂枝里陈氏儿科已被评定为福州市鼓楼区非物质文化遗产项目，福州市中医院儿科与福建省福州儿童医院中医科联合申报流派传承工作室，工作室负责人为马榕花，代表性传承人肖诏玮、陈辉清。福州市中医院儿科于 2015 年经福建省卫计委评定为省级重点专科，福州市中医院儿科于 2018 年经福建省卫生健康委员会评定陈桐雨先生创建的儿科为创双高科室。闽派桂枝里陈氏儿科团队目前有福建省名中医、全国名老中医传承指导老师 2 名，全国名老中医药专家传承工作室专家 1 名、正高级职称者 5 人、副高级职称者 3 名、中级职称者 4 名、福建省中医药学会副主任委员者 1 名、常务理事 2 名、委员 2 名、硕士生导师 2 名。全国第四批优秀人才培养对象、福建省卫生厅第四批学术技术带头人后备人选 1 名。积极开展闽派桂枝里陈氏中医儿科传承工作，研究和总结其学术思想和临床诊疗优势与特色，并借助网络及媒体形式进行宣传与推广，弘扬瑰宝，造福桑梓，繁荣学术。

近 30 年团队成员出版专著《肖诏玮论医集——榕荫医谭》《福州近代中医流派经验荟萃》《榕峤医谭——福州历代中医特色》《壶天墨痕——近现代榕医锦翰》《百病简易中医疗法》等 14 部。参编著作有《时方新用》等 17 部。承担省级、市级卫生课题十余项，荣获地级、厅级科技成果奖二等奖 1 项、三等奖 3 项，有 3 部著作获中华中医药学会学术著作奖三等奖。

闽派桂枝里陈氏儿科第七代代表性传承人陈桐雨的《陈桐雨

儿科医案医话选》一书获1991年福建省首届中医药优秀科技图书奖三等奖。内容分麻疹和杂病二大部分。第一部分为麻疹篇，麻疹为古代儿科四大证之首，陈氏认为麻疹病机转归重在由内达外，故麻疹出疹贵在透彻，治疗重在发表，使邪毒尽达于肌表，以免内攻。若麻不透达，则变证丛生。辛凉解表是顺证常法，逆证须察病因，临证分为三型：①寒隐喘急麻疹不透，治宜辛温透表，发汗散寒，遣方麻黄汤加味；②火毒壅滞麻疹不透，治宜辛凉透表，苦寒清里，遣方三黄石膏汤去姜枣；③正气虚弱麻疹不透，治宜扶正托毒，遣方人参败毒散。在辨证过程中，若转因变证，则须转法变方，否则难免胶刻偾事。该书还介绍了麻疹险证、逆证的救治经验。第二部分多系疑难病症的治疗纪实，如先天性胆管不全性闭锁、先天性巨结肠症、先天性肥厚性幽门狭窄等，值得师法。

闽派桂枝里陈氏儿科第七代传承人陈辉清，1970年毕业于福建中医学院，曾任福建省福州儿童医院中医科主任医师，福建省福州儿童医院副院长，国家老中医药专家学术经验继承工作指导老师，福建省中医药学会儿科分会第三、第四届副主任委员、名誉主任委员及顾问，福建省中医药学会传承研究分会常务委员，福州市中医药学会常务理事，先后荣获福建省卫生系统职业道德先进个人、福州市及福建省五一奖章、福州市卫生系统优秀医生，为区级非物质文化遗产保护项目桂枝里陈氏儿科代表性传承人之一。传承陈氏儿科，医术精湛、医德高尚；勤研内难，以固根基；倚重温病，又善伤寒；验方草药，兼收并蓄，以臻效用，临证崇中参西，取长补短，顾护脾胃，适时护阴，遣方用药，精益求精，度证定量。进一步补充了陈氏中医儿科的学术思想与临证特色。陈辉清在传承陈氏中医儿科的学术思想基础上，对哮喘、呼吸道感染、厌食、肠炎、肝病等疾病的治疗方面有所专长。对小儿厌食提出调理阴阳，贵在助运，以健为补，注重疏木化土。对小儿泄泻证治提出细察病因，顾护脾胃，分而治之，勿忘扶阳护阴。要一问、二望、三摸、四定，掌握舌苔净、腹平软、身无热、小溲通四要点作为使用固涩之品的指征。积极参与“儿童哮喘早期诊断及规范化治疗系列研究”项目的研究，注重“望形察色，观舌看苔，切脉闻声，结合主诉，全面归纳”。对于哮喘主张“二期、三脏、四证治，勿忘化痰”，该项目分别获得福州市科学技术奖二等奖和福建省科学技术奖三等奖。

闽派桂枝里陈氏儿科第七代传承人肖诏玮，历任福州市中医院主任中医师、教授，福建省中西医结合学会儿科专业委员会副主任委员，福建省中医药学会传承研究分会副主任委员，福建省中医药研究促进会常务理事，福建省文史研究馆馆员，是陈氏学术流派代表性传承人之一。肖诏玮 1961 年师承福建省名老中医、闽派桂枝里陈氏儿科六世医陈桐雨先生，学术上擅长清热，认为小儿有易热的病机，热病居多；重视脾胃，主张先天赖脾胃之生生不息，后天赖脾胃之生化无穷。临床上擅治小儿反复呼吸道感染、支气管哮喘、小儿厌食、功能性消化不良、小儿抽动秽语综合征、肾病综合征、迁延性肠炎等。出版专著 14 部，参编著作 17 部，在国家级、省级刊物发表论文 90 余篇，在乡土、文史类杂志发表文章 150 余篇。其中《百病中医简易疗法》于 2009 年获中华中医药学会学术著作三等奖；《榕峤医谭——福州历代中医特色》《壶天墨痕——近现代榕医锦翰》分别于 2015 年、2016 年获中华中医学会学术著作奖三等奖，同时还撰写出《萧诏玮论医集——榕荫医谭》一书。2013 年肖诏玮获评“福州市十佳带徒名师”和“福建省名老中医”，并被国家中医药管理局评为全国名老中医药专家传承工作室指导老师和全国老中医药专家学术经验继承工作指导老师。

闽派桂枝里陈氏儿科第八代代表性传承人马榕花，1984 年毕业于福建中医学院中医专业，历任福州市中医院儿科主任医师、硕士研究生导师，福建省中医药学会儿科分会常务委员，福建省中西医结合学会儿科分会副主任委员，福建省中医药学会外治分会委员。师从全国老中医药专家学术经验继承工作指导老师、福建省名中医、闽派桂枝里陈氏儿科第七代学术继承人肖诏玮主任，担任闽派桂枝里陈氏儿科学术流派传承工作室负责人。马榕花重视中医辨证论治，结合西医现代理论知识，擅长中医儿科消化、呼吸系统常见病诊治。如反复呼吸道感染、慢性咳嗽、功能性消化不良、慢性胃炎、腹痛等，以及儿童抽动障碍、多动症等病症。临证注重顾护小儿后天之本，善于调治脾胃，主张“疏肝以理脾；行气以运脾；滋阴以养胃”，继承和发扬陈氏儿科“扶土抑木”理论，潜心研究儿童抽动障碍，认为该病的本质是“本虚标实”，治疗上应标本兼顾，发作期以平肝息风为要，缓解期注重培补脾肾，兼以活血化瘀、养血疏肝，研制出“天春息风颗粒”及外用治剂平搐膏，用于肝热化风之抽动者，收效良好。

闽派桂枝里陈氏儿科第八代代表性传承人陈红梅，1990 年毕业于福建中医学院，副主任中医师，中国医师协会青春期健康与医学专业委员会青春期健康与医学中西医结合学组委员，福建省中医药学会儿科分会委员，福建省中医药学会脾胃分会委员，福建省中医药学会舌象研究分会委员，福建省中医药学会络病分会委员，福建省中西医结合学会活血化瘀学分会委员，福州市中医药学会理事，福州市医学会消化内镜学分会常委。师承闽派桂枝里陈氏儿科第七代学术继承人、第五批全国老中医药专家学术经验继承工作指导老师陈辉清主任医师，擅长治疗小儿咳嗽、哮喘、反复呼吸道感染、腹痛、厌食、腹泻、性早熟、月经不调等。发表《流腮合剂治疗流行性腮腺炎 250 例》《中药治疗小儿外阴阴道炎疗效分析》

《陈辉清主任活用温胆汤儿科临证撮要》《陈氏罨脐散治疗小儿功能性再发性腹痛的临床研究》《中西医结合治疗小儿幽门螺杆菌相关性球部溃疡55例临床观察》等学术论文。

闽派桂枝里陈氏儿科第八代传承人原丹，从事中医儿科临床工作26年，是福建中医药大学硕士生导师，全国第四批中医优秀临床人才培养对象、福建省卫生系统第四批学术技术带头人后备人选、福州市人力资源和社会保障局高层次专业技术人才境外访学进修首批访问学者。师从全国老中医药专家学术经验继承工作指导老师、福建省名中医、闽派桂枝里陈氏儿科第七代学术继承人肖诏玮主任。现任福州市中医院儿科科主任，全国名老中医药专家学术传承肖诏玮工作室负责人，福建省省级临床重点专科负责人。认为小儿易于感邪、染易及瘥后复发，临证重视温病学说在儿科临床的应用，将温病学说的“伏邪”观点与西医学的“微生物定值”学说相结合，在小儿反复呼吸道感染缓解期的治疗方面注重祛邪，认为应权衡邪正消长而将祛邪法贯穿于整个治疗周期。针对小儿外感易从热化的发病特点，将温病学说与近代中医学术热点“植物抗生素”理论相结合，进行有益的探索实践。在临床实践中体会到“小儿积常有”，“小儿瘀常有”，因此对慢性扁桃体炎、腺样体肥大等顽疴痼疾注重化积、消瘀法的运用。认为良医不费外治，临床开展中药直肠给药治疗小儿外感发热症候群、烫熨疗法辅助治疗小儿肺病、脐疗辅助治疗小儿脾病、涌泉穴敷贴引火归原法辅助治疗小儿虚热证等。

闽派福州桂枝里陈氏儿科第八代传承人陈岚榕，医学硕士，主任医师，就职于福建中医药大学附属康复医院。目前担任中华中医药学会脑病分会常务委员、中国针灸学会针灸康复专业委员会委员、福建省针灸学会理事。师承闽派桂枝里陈氏儿科第七代学术继承人、第五批全国老中医药专家学术经验继承工作指导老师陈辉清主任医师。尊崇伤寒温病，结合闽地特点，因地制宜；透析小儿生理，辨病与辨证相结合；多维辨证明病机——病因辨证、八纲辨证、卫气营血辨证相结合；治法圆融善互补，温凉并投、补伐并用；用药精当不泥古——经方、时方、验方适证应用。开展陈辉清治疗小儿慢性咳嗽的诊治规律研究，曾发表《膏方治疗小儿反复呼吸道感染验案》《陈辉清主任治疗小儿慢性咳嗽经验拾萃》等学术论文。

福州桂枝里陈氏儿科第八代传承人沈聪，1982 年毕业于福建省卫生厅举办的福州中医班，幼传家学，继而师从全国老中医药专家学术经验继承工作指导老师、福建省名中医、闽派桂枝里陈氏儿科第七代学术继承人肖诏玮主任。从事中医儿科临床工作三十余年，任福州中医医院副主任中医师，福建省中医药研究促进会第四届理事会理事。临床治疗外感，遵从六淫之邪侵犯人体“风为百病之长”的名言，在疏风散邪的同时，明析侵犯上焦之邪深入中、下焦之变，而注重“湿”与“积”之病变，谨守病机，用药常顾护、调养脾胃之根源。担任《壶天墨痕——近现代榕医锦翰》副主编。

福州桂枝里陈氏儿科第八代传承人李君君，福建中医药大学中医儿科学硕士研究生，中医副主任医师，福建省中医药学会儿科分会委员，福建省中医药学会中医经典分会委员。师从全国老中医药专家学术经验继承工作指导老师、福建省名中医、闽派桂枝里陈氏儿科第七代学术继承人肖诏玮主任。李君君从事小儿肺系疾病的临床研究，认为小儿上气道咳嗽综合征基本病机为风邪停滞、肺气失宣，而肺气亏虚、痰饮内停、瘀阻络窍为其反复不愈之病理基础，提出病久必瘀，用疏风佐以祛瘀通络为治疗之法。对于小儿厌食症，鉴于本病多发于 1~6 岁小儿，服药困难且又拒食者，将药物做成糕剂，清香可口，使得良药不再苦口，为患儿乐于接受。近年来主持市级课题1项、厅级课题1项，参与省厅级中医药重点课题2项及市级课题10余项。发表论文10余篇，参编著作8部。曾获福建省医学会福建医学科技进步奖三等奖1项；福州市第九届社会科学优秀成果奖三等奖1项，中华中医药学会学术著作奖三等奖2项。

闽派桂枝里陈氏儿科第八代传承人施志强，1996年毕业于福建中医学院，主治医师。从事儿科临床工作20年，师从全国老中医药专家学术经验继承工作指导老师、福建省名中医、闽派桂枝里陈氏儿科第七代学术继承人肖诏玮主任。擅长从肝调治脾胃，治疗慢性咳嗽、儿童抽动障碍等。参与多项市级科研项目，如《肾脏病中医调治》《支气管哮喘调治》，参编《榕峤医谭——福州历代中医特色》《壶天墨痕——近现代榕医锦翰》等。

闽派桂枝里陈氏儿科第八代传承人叶薇，毕业于福建中医药大学，主治医师。师从全国老中医药专家学术经验继承工作指导老师、福建省名中医、闽派桂枝里陈氏儿科第七代学术继承人肖诏玮主任。从事儿科临床工作10年，对小儿生长发育、营养性疾病及小儿呼吸、消化系统疾病有所发挥。

闽派桂枝里陈氏儿科第八代传承人李婵，毕业于福建中医药大学中医学专业，主治医师。师从全国老中医药专家学术经验继承工作指导老师、福建省名中医、闽派桂枝里陈氏儿科第七代学术继承人肖诏玮主任。擅长小儿呼吸系统及消化系统疾病的诊治。目前主持福州市科学技术局课题1项，参与福建省卫生厅课题2项，在省级期刊发表论文2篇。

❖ 第四章 苍霞洲李氏儿科

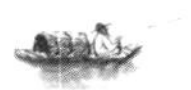

一、流派传承史

闽派苍霞洲李氏儿科，原籍永泰，家学渊源，清末期间，作为福州苍霞洲李氏儿科第一代的李春山先生，原以家传医术在家乡行医，百年前为了发展家学，从原籍武术之乡永泰举家迁徙到了省城福州南台（现福州市台江区）苍霞洲开设诊所，创立闽派苍霞洲李氏儿科，名闻榕城已有百余年之久。李春山传授其子李子光。李子光传授长子李学耕、次子李学尧、三子李学麟。李学耕传授其子李孔珪，李学尧传授其子李平，李学麟授徒于徐永红、闫超等。李孔珪再传授其子李孟端。闽派苍霞洲李氏中医儿科已传承5代，在国内外颇有影响。

闽派苍霞洲李氏儿科第二代代表性传承人李子光（1901—1976年），字晃，晚号杏园老人。李子光幼承庭训，好学不倦，穷探《黄帝内经》《难经》《伤寒论》《温病条辨》等经典，术宗仲景、叶天士、吴鞠通之说，从其父李春山临诊习医，尽得其传，弱冠之年即承父业悬壶，精儿科，擅痘疹，兼通内科、妇科、骨伤科，兼擅针灸之术，善制丸、散、丹、膏，常以飞针术救治急危重症患儿，活人无数，名噪福州及周边县市一带。1949年中华人民共和国成立前曾历任福州群生医学研究会常务理事、理事长等职。1949年中华人民共和国成立后，参加联合诊所的建立，先后任职于福州市中医院、福州市第一医院儿科、福州市公费医疗门诊部内科等，尤以儿科名闻福州及周边一带。曾发表《对痫证的治疗体会》《疹后四大证辨证简说》《自订止痒紫金汤治疗湿疹瘙痒的经验》等20多篇论文，遗著有《杏园老人论医集》《李子光临诊医案汇编》等。

闽派苍霞洲李氏儿科第三代传承人有李学耕、李学尧、李学麟。长子李学耕（1927—2006年）系我国著名中医儿科学家，曾任福建中医学院终身教授，主任医师，作为福建省中医儿科学科带头人，历任中华中医药学会理事、中华中医药学会儿科分会常务理事，福建省中医药学会儿科分会主任委员、名誉顾问，福建省药品评审委员会委员，福建省医疗事故技术鉴定委员会委员等，享受国务院政府特殊津贴。著有《李子光中医学术思想与治验》《小儿飞针疗法》等著作。次子李学尧作为中医世家子弟，高中毕业后就以继承父业为志，随父学医为徒，在福州市第六医院中医科工作四十余年，现已退休，在福州市泰和堂国医馆坐诊，临床经验丰富，求医者众多，擅治内、儿、妇疑难杂症，名遐福州。三子李学麟，系福建中医药大学附属人民医院教授、主任医师、硕士生导师，福建省名中医，首批全国优秀中医临床人才，获首届全国“最美中医”称号，全国老中医药专家学术经验继承工作指导老师，国家中医药管理局中医药防治传染病工作专家委员会成员，中华中医药学会内经学分会委员，世界中医药学会联合会热病专业委员会常务理事，福建省中医药学会儿科分会顾问，福建省中医药学会呼吸病分会顾问，福建省中医药学会肿瘤分会顾问，福建省中医药学会感染病分会顾问，福建省中医药学会经典分会副主任委员，福建省中医药学会传承研究分会副会长，福建省突发公共卫生事件专家咨询委员会委员。曾任福建中医药大学附属人民医院传统内科主任。主编出版书籍有《李学麟学术经验集》《李学耕学术经验集》《小儿飞针疗法》(修订版)等。

闽派苍霞洲李氏儿科第四代传承人，李学耕长子李孔珪继承家学，从事中医40余年，现开设李孔珪中医诊所，以儿科、内科、针灸为擅长。李学尧之子李平毕业于福建中医学院骨伤专业，在福州市第二医院从事骨科工作已20余年。

闽派苍霞洲李氏儿科第五代传承人李孟端，为李孔珪之子，曾随祖父李学耕教授及全国名老中医吴熙教授临诊学医，后在父亲李孔珪中医诊所行医，擅长内、儿、妇科。

附：李氏中医儿科传承谱系(图4-1)

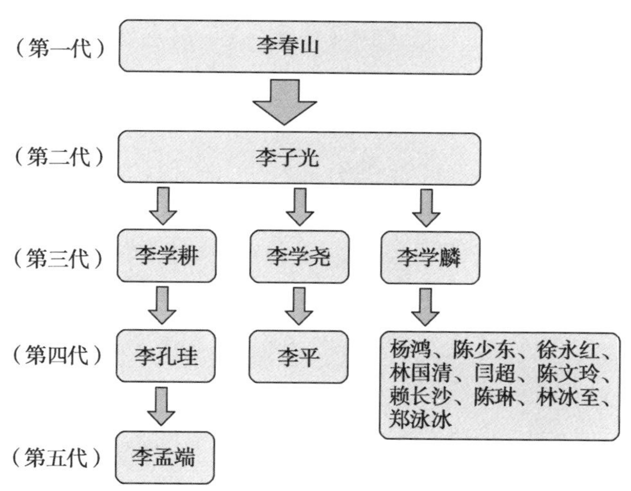

图4-1　李氏儿科传承谱系

二、流派学术思想研究

闽派苍霞洲李氏儿科，家世业医，传承创新，融汇临床，著书立说，先后有《杏园老人论医集》《李子光临诊医案汇编》《李子光中医学术思想与治验》《小儿飞针疗法》《李学耕学术经验集》《李学麟学术经验集》《小儿飞针疗法》(修订版)等著作。其中《李子光中医学术思想与治验》一书,总结了闽派苍霞洲李氏中医儿科第二代传人李子光60多年的临床经验及治验,对其学术思想进行了总结和探讨。《小儿飞针疗法》是根据李氏儿科家传小儿"摘针术"及结合数十年针灸临床经验和施用"摘针术"的心得体会,对"摘针术"进行了考证,从小儿飞针疗法的理论渊源,对小儿飞针术的治病机理以及飞针术的具体应用进行系统的阐述,使得"小儿飞针疗法"通过文字得以记载下来,并得到流传和发展。《小儿飞针疗法》(修订版)主要从以下几个方面对原书(1981版)进行修订:①基本保持原书的体例、结构,将原版书中的手绘插图改为小儿模特实拍图及实物拍摄图,以便读者更直观地学习应用。②增加了飞针刺激部位简表以便读者查阅。③在"医案选录"章节部分增加了近几年来积累的几例具有代表性的小儿飞针诊治医案。④对原书中的通假字与错别字做了一些修改;对原书中存在的概念模糊的内容进行了修改。《李学耕学术经验集》是对李学耕教授50余年临床及教学生涯中所积累的丰富经验和学术思想进行系统总结,对李学耕教授的部分临床医案进行整理,使其临床经验和学术思想得到更好的传承和发展。《李学麟学术经验集》收集李学麟从事中医40余年以来的学术论文和讲稿、临床验案以及研究生毕业论文进行收集汇编,对李学麟的学术思想及经验进行了总结。

(一)学术思想

1. 幼幼哑科,尤重望诊

儿科自古号称哑科,皆因年幼不能言,或言而不实,无脉可切。故苍霞洲李氏儿科认为:凡治小儿之病,唯凭望色审窍,则知其病之原,治无不神,望色审窍乃为儿科辨证之精髓也,善于应用五色辨证指导临床。尝云:若面赤如朱心火燃,左腮赤色肝有热,右腮发赤肺热痰;鼻准唇红属脾热,惊风将作面颊红,山根色红夜啼频。倘红赤甚于两腮(颊)部位则为客色,如左颊红赤甚于右颊为心火传于木位,肝风心火相煽之征,应防惊风将作,宜羚羊钩藤汤加地龙干、紫雪丹以清心泻火,凉肝息风;若面赤兼见口唇色红,或气池红紫,属心脾积热,用清热泻脾散以清泄心脾积热;若右颊红赤偏甚,兼见鱼际红紫,则为肺经热盛,伴有痰热咳嗽,予麻杏石甘汤加黄芩、瓜蒌以清热宣肺、止咳化痰;如红赤见于两侧腮颊部,兼见舌尖红、额心热,为里热心火炽盛,用泻心汤清泻心火,通腑泻下,以顿挫火势;若久病重病见两腮颊鲜红娇艳,而面白肢厥、冷汗出,为虚阳浮越、阳气欲绝之症,急予扶正固脱,用参附汤加龙骨、牡蛎以回阳救逆。

2. 阳热居多,清解唯要

苍霞洲李氏儿科认为小儿为纯阳之体,故“所患热病最多”。根据小儿易热多火的病理特点,临床上善于应用清热法。《幼科要略》谓:“六气之邪,皆从火化,饮食停留,郁蒸变热,惊恐内迫,五志动极皆阳”。况且小儿为纯阳之体,故“所患热病最多”。苍霞洲李氏儿科认为:清法可清热泻火,凉血解毒,祛除痰湿,早清除痰热(火)可免侵害他脏。若能早期应用清热法,对防止惊厥的发生有较大作用。苍霞洲李氏儿科不仅善用清法,并且常常配合他法灵活使用。如主张运用“宣、清、运”治疗小儿咳喘,“疏、清、下”治疗小儿高热,“补、清、涩”治疗小儿泻痢等病。

3. 注重脾胃,善扶脾阳

小儿“脾常不足”,易受风、寒、暑、湿和饮食所伤而患腹泻。腹泻是小儿脾胃病中最为常见的疾病,湿热泻是小儿经常出现的一个证型,由于小儿为稚阴稚阳之体,易虚易实,易寒易热,稍有不慎或失治误治,极易伤阴损阳而发生变证。苍霞洲李氏儿科认为小儿寒湿疫毒虽为小儿秋泻致病主因，但脾虚湿盛则为病理关键，伤阴损阳，升降失调为其病理变化，治疗上常以七味白术散为主方加减治疗，尤其喜于方中加用炮姜一味以温振脾阳，认为炮姜味苦、涩，性温，守而不走，善燥脾胃之寒湿。风寒者加用紫苏疏风散寒，湿重者易白术为苍术燥湿以健脾；大便水样则加泽泻、车前子渗湿利水以实大便；泻下次频量多则加用石榴皮或赤石脂涩肠止泻；寒热错杂则酌加黄芩、黄连清热燥湿；脾肾阳虚者加附子温肾健脾；若口渴引饮者，则以车前草15g、野麻草20g、芦根20g，煎成500ml汤剂以充饮料，随需随饮。取车前草利水止泻，野麻草清热止利，芦根养阴生津，共奏养阴生津、利水止泻之功，急重者于腹部施以“飞针术”以救其急。

4. 重视阳气，善用通阳

苍霞洲李氏儿科重视小儿的阳气，认为阳气具有向上向外升散的特点，正常机体通过适时向上、向外升发、蒸腾而得到正常的、适度的宣泄，从而调节机体内阴阳相对的、动态的平衡，以保持人体的健康状态，同时也维持着小儿机体蓬勃发展的生理需要。正如《素问·生气通天论》所说：“阴阳之要，阳密乃固”，阳气不仅是人体生命活动的原动力，更在抵抗病邪、恢复机体功能方面发挥重要的作用。生理上，小儿生机旺盛，发育迅速；病理上，阳郁化热，热变最速。因此，治疗上要通达阳气，使其发挥正常的生理功能，达到阴平阳秘。通阳法是指将郁遏之阳气得以舒展、畅通、宣泄，从而使气机得以畅达，津液得以敷布，精血得以运行，机体得助而祛邪外出，促使阴阳恢复平衡。在《伤寒论》《金匮要略》中有发表通阳、祛湿通阳、宣痹通阳、利水通阳、清泄通阳、和解通阳法等。苍霞洲李氏儿科认为通阳法可广泛应用于小儿新感伏邪、内伤积食、痰浊湿热及疳、痢、痧、疹等诸病的治疗。通阳之品，首选桂枝。例如，在外感早期应用通阳发散法，使热邪难以内郁，气机畅达。

如麻黄汤能峻汗发表，是麻黄得桂枝温经通阳，开发腠理之助，如无桂枝则为三拗汤，主要功能是宣肺止咳，而解表力弱。此外，五苓散、茯苓甘草汤、苓桂术甘汤等方中应用桂枝通阳化气。

（二）诊疗特色

1. 察鱼际、重二便，问诊尤细

（1）望鱼际：小儿皮肤娇嫩，血管脉络表浅，细微的变化易于在指纹脉络上表现出来。鱼际从经脉循行上属肺经，肺经有热者往往鱼际较平日偏红，因此鱼际发红与否是判断肺经有热与否的有效方法。小儿多痰，痰邪内伏于肺则鱼际发青。

（2）辨汗出：夜间小儿多汗是临床常见症状，初卧之时汗多，甚者满头大汗，至睡熟之后汗出渐渐停止，认为是卫气在人体“昼行阳，夜行阴”，“至阳而起，至阴而止”，目瞑则卫气入于阴，此夜汗乃属阳气有余，内热偏盛或邪热扰动，致卫气难以顺利地入于阴分而久久游移于阳分，失其固护肌表腠理的作用，治当清泄里热与滋阴抑阳并举，使之“阴平阳秘”，当归六黄汤为其代表方。

（3）辨大便干结：小儿脾常虚，喂养不当又易积滞内停化热，邪热耗津，肠失濡润，下传失司而致大便干结难行，同时大便不通又是邪热难除的原因之一。因此问诊必问小儿大便情况以判断肠胃有热与否，干结者多加瓜蒌润肠通便，必要时予以槟榔、大黄以通腑泄热。

（4）辨烦躁：临床中常见家属诉小儿患病后喜伏卧，甚或烦躁，脾气暴躁。苍霞洲李氏儿科认为该表现与心肝有热相关。因心藏神，肝藏魂，邪热内扰，则神魂不宁。另外也有可能与肠胃积热有关，胃不和则卧不安。

2. 辛温复辛凉，治表兼治里

辛温复辛凉，是指辛凉、辛温两类药物在同一方剂中使用以达

到解表的作用；治表兼治里是指解表的同时加以清热，卫气同治，以达早期祛邪，截断病势发展的一种治疗法则。吴鞠通的名方银翘散可以充分体现这种治疗理念，方中荆芥、淡豆豉等辛温药物与金银花、薄荷等辛凉药以及连翘、牛蒡子清热药共用，成为辛凉解表的重剂，特别适用于小儿外感热病。苍霞洲李氏儿科认为小儿气血未充，脏腑嫩弱，体属纯阳，感邪易于从阳化热，传变迅速，表未解而热已炽，往往卫气同病。更何况小儿外感单纯风热或风寒少见，往往是寒热夹杂互见，如叶天士所说“先受温邪，继受冷束”。此时表邪非辛温不能透达，非辛凉不能清解，故常需“辛温复辛凉”之法以宣郁达邪，方能汗出表解。另外从小儿生理特点出发，必须早期加用辛凉解表及清热解毒药物以截断其去路，先证而治。在临床运用中，辛温复辛凉只是个治则，在运用时尚需进一步分清病邪性质的主次。单纯外感风寒，或寒热夹杂，寒多于热者，以辛温为主，佐以辛凉，临床中多用荆芥、防风、羌活、白芷等以辛温解表、疏风散寒，甚或稍加桂枝以辛散通阳；外感风热或热为寒闭（寒包火），寒从热化，热重于寒者，则以辛凉为主，佐以辛温，方以银翘散加味，加大金银花与连翘的用量，加黄芩或大剂量生石膏，既能使病邪无凉遏之弊，又不至于助邪生火。伴有咽痛红肿者，甚则生腐者，清热解毒药应当早期应用，山豆根、马勃、蒲公英配入方中，直折火势；湿邪为重，头身困重，口干不欲饮，舌苔厚腻或夏月伤暑感冒所致发热者，在辛凉解表同时，加用藿香、紫苏、青蒿等芳香化湿之品以醒脾胃气机，同样是辛温与辛凉并用。因此，只要是病邪尚在卫表发热者，均可用此法。

苍霞洲李氏儿科认为清热解毒药物的运用主要是遏制病邪，温阳药物则在于扶助阳气，迅速提高机体的抗病能力和修复能力，通阳的方法在于疏通机体阳气的运行通道，既注意祛邪，更注意调护正气，务使邪有出路，从而改善症状，阻断病情发展，以达到提高临床疗效、缩短病程的目的。

从疾病分期上讲，苍霞洲李氏儿科认为热病初期，贵在辛散，解表之力宜大；表解之后，可适当加重清热解毒之力；后期当以调理脾胃收功。后期调理十分重要，虽然火势已减，然炉烟尚存，必当继以清热，更当兼顾脾胃，否则极易食复而再发。调脾胃多以半夏厚朴汤、藿香正气散加减调理脾胃气机，药性、药味上注重辛开苦降，既能祛邪外出，又可使周身气机调畅，脏腑功能正常。

小儿外感发热，多有夹食、夹痰、夹惊的特点，夹食者，以焦楂、神曲、谷麦芽消食导滞；夹痰者，多以海浮石、浙贝母、瓜蒌、天竺黄，甚者以胆南星清热化痰；若寒痰或热象不明显者，则以法半夏、陈皮取二陈之意以行气豁痰；痰热凝结难开者则以葶苈子一味下气开结；舌苔变化是邪热与否的指路灯，舌苔黄厚者则以枳实、胆南星取导痰汤之义使痰热随积而去；夹惊者，多由小儿肝常有余，又遇外邪引动而发抽搐，两目上翻之证，因惊与痰、热、风密切相关，因此治疗上以清热化痰镇惊为法，药用钩藤、僵蚕、金蝉花等轻清之品，小儿气血薄弱，不可伐伤，故少用全蝎、蜈蚣等搜风之品。

3. 温热湿热，区分性质而治

小儿脏腑娇嫩，形气未充，卫外不固，易为邪侵。且体属纯阳，邪易热化，故多患温病。《温病条辨》从病因学上将9种常见温病归纳为温热、湿热两大类。据此观点，苍霞洲李氏儿科将小儿外感发热依其证候特点分为温热、湿热两大类施治。对温热型外感发热以肺卫症状为主者，采用“抗感1号”治疗，以荆芥、淡豆豉宣透表邪，连翘、黄芩、石膏内清里热，诸药合用，共奏解肌清热、卫气双解之功。对湿热型外感发热以脾胃证候为主者，采用“抗感2号”治疗以杏仁、白豆蔻仁、薏苡仁宣化三焦为君，助以淡豆豉等解表宣郁，黄芩清化湿热，半夏、厚朴、茯苓行气化湿，诸药相伍，具有宣上、畅中、渗下，表里同治之效。湿热之证，因湿为阴邪，非辛温不能宣通其湿，热为阳邪，非苦寒不能清解其热，故对于已涉于里的湿温、暑温夹湿等湿热性质的疾病，多采取辛温苦寒并用，正所谓“苦降辛通，斯热气痞结可开”。方中善用连朴饮化裁，或黄芩、黄连、生姜、半夏并用，或黄连、瓜蒌、半夏、枳实共施，或大黄、黄连、半夏、厚朴融于一方，或黄芩、黄连、木香、干姜同奏其效，其目的皆为通利三焦气机。

4. 急难重症，飞针回春

飞针疗法是集民间疗法、家传秘术、临床经验于一炉的一种针灸治疗方法，其针具和手法早在《黄帝内经》中就有记载，随着历史的变迁，飞针疗法很长一段时间内都散在于民间，深受广大群众的欢迎，但不为儿科医师重视，几乎濒临摒弃失传的境地。苍霞洲李氏儿科的《小儿飞针疗法》一书，对飞针疗法的源流、飞针术的治病机理以及飞针术的具体应用（包括操作规范等）进行了系统的阐述和探讨，该书的出版使得“飞针疗法”通过文字得以记载下来，并得到传播和推广。

飞针疗法主要是根据小儿“脏气清灵、感受性强、反应敏捷、易于康复”的生理特点而采用特制的银针（不锈钢针亦可）作为针刺工具，通过机械刺激，起到调节脏腑功能的作用。其特点是采用“轻（如履薄冰）、快（如鱼翔跃）、点（如雀啄食）”的针刺手法，以分布于头、面、躯干及肘、膝关节以下的人身经络路线的特定部位——经络刺激线为针刺目标，根据不同的病情，遵循中医辨证论治的原则，选择相关的刺激穴区进行针刺。即通过刺激经络皮部、经筋等引起感应，达到疏通经气、调节血液运行、扶助体内正气、增强脏腑活力以祛除病邪和调整患儿机体内在脏腑、气血、经络之气趋于正常，而达到治愈疾病的目的。临床上具有操作方便、疗效显著、无副作用等特点，对高热、惊痫、昏迷、疼痛、呕吐、泄泻等症有捷效；且对积滞、消化不良、疳证、脑瘫等慢性病亦有良效。每见急危重症或疑难病症，先予飞针术，待病情得以减轻缓解后，再予汤药，往往能起到事半功倍之效。飞针疗法主要用于小儿急性、热性、进行性或慢性等实证，而寒性、退行性或久病之后元气亏虚及素体虚弱等患者均不适宜。

5. 遣药精当，通阳护本

苍霞洲李氏儿科流派在临床实践中认为温病理论在诊疗儿科疾病中起着重要的指导作用。对叶天士说的“襁褓小儿，体属纯阳”，“小儿热病最多者，以体属纯阳，六气着人，气血皆化为热也，饮食不化，蕴蒸于里，亦从热化矣”等观点尤为推崇，故李氏儿科在分析小儿病情过程中也多以温病的理论为指导，认为小儿外感之病多以风热为主，即使初感之时系风寒所致，但由于小儿体属纯阳，邪易热化，故整个病情趋势上热象突出，用药方面则以辛凉、辛寒为主，且遣方用药精当。在深入研究经典著作的基础上，苍霞洲李氏儿科提出以通阳之法指导治疗小儿感染性发热、肺炎、哮喘、肾病及反复呼吸道感染、慢性咳嗽等，每每能出奇制胜。通阳法能使郁遏之阳气得以舒展、畅通、宣泄，从而使气机得以畅达，津液得以敷布，精血得以运行，机体得助而祛邪外出，阴阳从而恢复平衡。并认为小儿虽为“纯阳之体”，但这种阳气毕竟是幼稚的，不耐戕伤，在临床中不仅“易实”“易热”，稍有不慎，也会“易虚”“易寒”，必须小心护持。临证时常常顾护脾胃，不轻易使用过于寒凉之品，采取寒温并用之法，在清热之剂中常常参以少许温热通阳之品，如桂枝、干（炮）姜、炮附子、砂仁等以护持阳气之基，温养脾胃之本，以提高临床疗效。

【病案举偶】

案例一

徐某，女，7岁。初诊日期：2004年9月23日。主诉：发热伴咽痛3天。患儿于3天前无明显诱因出现发热，体温在38℃以上，伴恶寒、鼻塞流涕，未予特殊治疗，自以退热药口服，经治热势下降，流涕减轻。随后出现咽痛，无咳嗽，偶作呕吐，纳食欠佳，夜寐不安，大便尚调。既往有多次化脓性扁桃体炎病史。查体：神清，面色红赤，咽红，双扁桃体Ⅱ度肿大，双侧均可见多个黄白色脓点。双肺呼吸音清，未闻及干、湿性啰音，心律齐，腹软。舌红赤，苔薄黄，脉数。辅助检查：血常规：WBC 12.0×10^9/L，N 81.3%，L 19%。西医诊断：急性化脓性扁桃体炎。中医诊断：乳蛾。证属风热外袭，热毒上壅。治宜疏风清热，利咽解毒。拟普济消毒饮加减，方药如下：金银花15g、连翘10g、藿香9g、葛根12g、柴胡15g、山豆根9g、马勃9g、僵蚕9g、黄芩12g、蒲公英15g、淡豆豉9g、石膏60g、山楂15g、甘草3g。1剂，分煎2次，少量频服。

二诊：患儿服药1剂后发热渐退，至夜未再发热，但咽痛脓点尚存，未见扩大。外邪已解，里热未清，治宜清热利咽。上方去淡豆豉、柴胡、葛根，生石膏减为40g，再服3剂。

三诊：患儿咽痛消失，咽稍红，未见脓点。

按语：此案例系患儿素体蕴热，复感风热之邪，失于透解，内郁而化火，循经上熏咽喉要道。热灼气血而咽痛化脓，热毒不得发越故发热。既有表闭之证，就应透解，不可滥用苦寒以遏其邪，炎症虽重，但未必单用清热解毒即可，当因势利导，予邪以出路。可表里同治，故方取普济消毒饮加减治疗，表以藿香、葛根、柴胡、淡豆豉等升散以透邪，里取金银花、连翘、蒲公英、黄芩、石膏等清热泻火解毒；再针对局部选山豆根、马勃、僵蚕消肿散结，兵分三路取敌，故可一击而溃。（摘自《李学麟学术经验集》）

案例二

张某，男，5岁。初诊日期：2008年2月23日。主诉：眨眼伴口角抽动,喉有异声 1 个月余。患者 1 个月来频发眨眼伴口角抽动,喉有异声,时有耸肩,纳呆,夜寐遗尿,大便少、偏硬,舌淡红,苔白,脉滑数。诊断为小儿抽动秽语综合征,中医诊断为搐搦症,其治法为平肝息风,祛风化痰为主,辅以通络止痉,补益肝肾,方拟天麻钩藤饮合牵正散加减,处方:钩藤 10g、白芍 10g、白附片 6g、天麻 10g、僵蚕 10g、地龙 15g、栀子 10g、龙胆草 4g、石决明 15g、桑螵蛸 12g、女贞子 10g、墨旱莲 10g、甘草 3g、炒山楂 15g、生地黄 20g。

二诊:药后症状稍缓,但仍频繁发作,时有清嗓样干咳,纳呆,夜寐遗尿,鼾声,大便可、性情急躁。咽稍红,咽后壁滤泡增生,眼结膜充血,舌淡红苔白,脉滑数。上方加天竺黄 10g 清热化痰,桑叶 9g、桑椹 15g 养阴柔肝。

按语:《素问·至真要大论》谓:"诸风掉眩,皆属于肝。"说明风与肝有密切的关系,然而风有内风与外风之分。内风可因热盛生风,如肝经热盛,热极生风,或肝阳偏亢,风阳上扰等,亦可因阴虚血亏生风等引起,治疗上宜平肝息风或滋阴息风。风为六淫之首,外风侵袭人体,留着于肌表、经络、筋肉、骨节等而致病,在治疗上宜疏散之。外风与内风之间,可相互影响,外风可以引动内风,内风又可兼夹外风,对于这种内外风兼有的病证宜疏散与息风并用。同时,风邪致病多有兼夹,或夹寒,或夹热,或夹湿,或夹痰等,故治疗时应与散寒、清热、祛湿、化痰等法配合。根据本案一诊处方拟天麻钩藤饮合牵正散加减,可知患儿应属内风兼感外风,同时夹痰的病证。其治法以平肝息风,祛风化痰为主,辅以通络止痉,补益肝肾。方中天麻、钩藤平肝息风;石决明咸寒质重,功能平肝潜阳,并能除热明目,加强平肝息风之力;栀子、龙胆草清肝泻火;白附片入阳明而走头面,以祛风化痰,僵蚕祛风止痉化痰,两者合用,既祛风化痰,又通络止痉;白芍益阴以潜阳;地龙清热定惊通络;加入女贞子、墨旱莲滋补肝肾；生地黄清热凉血，养阴生津；桑螵蛸固精缩尿，补肾助阳；炒山楂消食和胃安中，兼以防金石类药物碍胃；甘草调和诸药。二诊方中加入了天竺黄清热化痰，清心定惊；桑椹滋阴补血，生津以制肝肾阴虚；桑叶疏风清肺润燥，平抑肝阳，清肝明目，增强了全方之功，以达到更好的疗效。（《李学麟学术经验集》）

案例三

郑某，男，12 岁。初诊日期：2006 年 10 月 26 日。主诉：胃脘痛反复 1 年。患者反复胃脘痛 1 年，饥饿时痛，食后痛缓，无嗳气泛酸，无口干，喜热饮。查体：舌淡红苔白，脉滑。曾行胃肠钡餐示：慢性胃炎，十二指肠溃疡。中医诊断：胃脘痛（脾胃虚寒）。治宜温中散寒补虚，予小建中汤加减，方如下：桂枝 6g、白芍 12g、茯苓 10g、黄芩 10g、蜜甘草 5g、生姜 3 片、红枣 3 枚。4 剂，分煎 2 次，每煎各予饴糖 1 匙溶化冲服。

二诊：胃脘痛见减，舌红苔薄，脉滑数。药已中病，可予前方继进 3 剂。

三诊：胃脘痛见减但饥饿时仍痛，近日有鼻塞，咽痛，纳可，大便先干后溏。舌淡红苔薄，脉滑数。处方：桂枝 6g、白芍 12g、茯苓 10g、黄芩 10g、辛夷 10g、白芷 10g、板蓝根 10g、生姜 3 片、红枣 3 枚。4 剂，分煎 2 次，每煎各予饴糖 1 匙冲服。

四诊：药后胃脘痛已无，但仍有鼻塞，涕少，偶咳，纳尚可，大便带沫。舌淡红苔薄白，脉滑。上方去生姜、红枣、饴糖。

五诊：再诊诉饮食不节后，现脐周阵痛，纳可，咽中有痰，无咳，无流涕，大便溏薄带沫。舌淡红苔薄。紫苏梗 10g、厚朴 6g、茯苓 10g、黄芩 10g、煮半夏 10g、黄连 6g、干姜 3g、神曲 15g、北山楂 15g、板蓝根 10g、木香（后入）6g、甘草 3g。

六诊：10 余天后诉药后腹痛已无，但饥饿时或饱食后胃脘仍不舒，咽中有痰，纳可，二便自调。舌红苔薄，脉滑数。咽稍红，咽后滤泡增生。上方加入砂仁调理善后。

按语：《金匮要略·血痹虚劳病脉证并治》云："虚劳里急，悸，衄，腹中痛，梦失精，四肢酸疼，手足烦热，咽干口燥，小建中汤主之。"该病证因中焦虚寒，肝脾失和，化源不足所致。中焦虚寒，肝木乘土，故腹中拘急疼痛、喜温喜按，治当温中补虚兼养阴，和里缓急而止痛。方中重用甘温质润之饴糖为君，温补中焦，缓急止痛。臣以辛温之桂枝温阳气，祛寒邪，酸甘之白芍养营阴，缓肝急，止腹痛。佐以生姜温胃散寒，大枣补脾益气。炙甘草益气和中，调和诸药，是为佐使之用。其中饴糖配桂枝，辛甘化阳，温中焦而补脾虚；芍药配甘草，酸甘化阴，缓肝急而止腹痛。本方是由桂枝加芍药汤，重用饴糖化裁组成，兼具有解肌发表、调和营卫之功，可兼治外感风寒表虚，营卫不和证，故三诊有外感之症，仍用之。其后因证变，故方亦变，改为半夏厚朴汤合泻心汤加减，体现了辨证论治的灵活性。（《李学麟学术经验集》）

三、流派医德人文风采

李学耕教授在工作中成绩突出，多次被评为省、市卫生系统先进工作者，曾作为中华医学会及中医学会代表参加了全国科学联合代表大会，受到周恩来总理等中央领导的接见。李学耕教授其一生多才多艺。由于他少时聪颖多慧，心灵手巧，善于钻研琢磨，喜欢流连于刻印铺和画室等处观摩、模仿，无师自通，自学成才进而精通金石书画等。他一生留下不少书画佳作赠送友人（惜自身未认真保留），不仅有水彩画、肖像画（炭木画）及油画等，其中晚年所作的多幅"虎啸图"水墨画被业内多人收藏，曾获"输墨缘三代，刀圭集一家"称誉。

四、流派传承与发展

闽派苍霞洲李氏儿科流派传承工作室经筹备、申报、立项等一系列过程后，于2018年底正式由福建省卫生健康委员会发文宣布成立。以第三代李氏儿科传承人李学麟教授为带头人的优秀团队，如李孔珪、李平、杨鸿、徐永红、闫超、林国清等李氏儿科第四代传承人，积极开展李氏儿科流派的传承工作，大力推进中医传承与创新，以学术论文、著作、课题等形式进一步总结、发掘本流派核心学术思想及诊疗经验，完成本流派代表性传承人的学术思想梳理，开展流派优势病种的临床再验证，对流派特色技术加以推广应用，加强中药特色制剂的研发，努力探索建立中医学术流派传承发展的创新模式，切实把苍霞洲李氏儿科流派的学术思想体系发扬光大。

闽派苍霞洲李氏儿科第四代传承人李孔珪，自幼受家庭中医熏陶，受父亲李学耕教授的身传言教，熟读《医学三字经》《药性赋》《黄帝内经》等医书，并随祖父李子光先生、父亲李学耕教授临床随诊数年。参与《李子光中医学术思想与治验》《李学耕学术经验集》《小儿飞针疗法》等书的编写工作，自筹资金创办了福州市台江区宁化社区卫生服务站和浦东社区卫生服务站，又承办了福州市台江李孔珪中医诊所，为患者服务至今，取得显著成效，深受广大患者的赞誉。

闽派苍霞洲李氏儿科第四代传承人杨鸿，师从李学麟教授，曾任福建中医药大学附属人民医院副院长、书记等职，现任福建中医药大学附属人民医院儿科主任医师，硕士生导师，兼任福建省中医药学会常务理事，福建省中医药学会儿科专业委员会副主任委员等职。擅长应用中医和中西医结合防治小儿呼吸系统和消化系统疾病，尤其在诊治小儿慢性咳嗽、反复呼吸道感染、过敏性鼻炎、厌食、儿童抽动秽语综合征，以及儿童体质调理及养育指导方面较有经验。

闽派苍霞洲李氏儿科第四代传承人陈少东，师从李学麟教授，医学博士，厦门大学医学院教授、博士生导师，第四批全国中医优秀人才培养对象，福建省高等学校新世纪优秀人才，兼任世界中医药学会联合会舌象研究专业委员会常务理事兼秘书长、中华中医药学会中医诊断学分会常务委员、中华中医药学会中药基础理论分会委员、中华中医药学会肺系病分会委员、中国中西医结合学会肝病专业委员会青年委员、福建省中医药学会舌象研究分会常务委员兼秘书、厦门市中医药学会肿瘤分会常务委员兼秘书等职。主持国家自然科学基金面上项目2项、福建省自然科学基金2项、厦门市重大科技计划项目1项以及省厅级研究项目多项。发表专业论文70余篇（其中SCI收录30篇），主编《观耳诊病》《观舌养生》《临床实用舌象图谱》等著作多部。

闽派苍霞洲李氏儿科第四代传承人徐永红，中医儿科医学硕士，副主任医师，毕业于福建中医药大学，是福建省第三批老中医药专家学术经验继承人，师从李学麟教授。诊断上注重中医辨证与辨病相结合，治疗中注重中药内服与外治相结合，在小儿发热、哮喘、小儿反复呼吸道感染、小儿厌食、儿童抽动秽语综合征及小儿性早熟等疾病方面颇有心得。

闽派苍霞洲李氏儿科第四代传承人林国清，医学硕士，副主任医师，师从李学麟教授。兼任中国民族医药学会传染病分会理事，福建省中医药学会舌象分会理事。擅长内科杂病、外感热病、消化内科常见病的治疗及中医体质调理、中医养生。近年来在国内期刊发表学术论文10余篇，主持福建省卫生厅课题1项。

此外，闽派苍霞洲李氏儿科第四代传承人还有闫超、陈文玲、赖长沙、陈琳、林冰至、郑泳冰，均师从李学麟教授，积极参与福州苍霞洲李氏儿科流派传承工作室的传承工作。

❖ 第五章

郭氏儿科

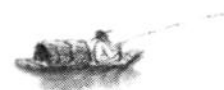

一、流派传承史

闽派郭氏儿科始祖郭有良，号心斋，闽县人，清代名医。其医学传郭永淦（郭秋泉），再传方澍桐。郭云团，号鸿搏（1855—1945年）福州人，累世业医，家学渊源，先师于其父郭永淦，后师于方澎桐。郭云团再传其女郭小团和学生王著础、陈明生、叶冠峰等。王著础传其儿子王仁卓、孙女王美聪及学生郑健；郑健传学生艾斯、王菊霞、辛晓卉、赵爱萍等。

闽派郭氏儿科第三代代表性传承人方澎桐，号珊珂，清末福州名医。曾任福建全闽医药学会会长、三山医学传习所所长、福州中医师公会会长。方澍桐从小勤奋好学，智力超人，先后师从甘雨卿、张正浚、林乡波等名医。当时福州郭永淦医术高明，声名卓著，方澍桐虽已成名，但他仍然虚心求教，拜郭氏为师，并逐步获得郭氏真传，名声更为远扬。郭永淦去世后，方澍桐又把医术再教授给老师之子郭云团，使其克绍家业而成名。

闽派郭氏儿科第四代代表性传承人郭云团，发奋攻读中医经典著作及各家学说，并绍先人衣钵，精于儿科，对时疫温病尤其擅长。26岁悬壶，名噪榕城。郭氏治疗温病时疫的方法，师古而不泥古，多以《伤寒论》《金匮要略》《温病条辨》互参应用，临床治疗方法多采用清代名医叶天士《临证指南医案》《陈修园医案》等，并配合民间青草药、单验方治疗，疗效显著。临床善于掌握证候传变，断病之危否。由于当时时疫、温病猖獗，经郭氏诊治者获救无数。郭氏毫无保留地把医术传授门人，常对人说“梓匠造舆能使人规矩，不能使人巧”，每在诊余讲解患者的病情、脉象以及某病当用某方、应用某药等。郭氏行医三十余年，由于诊务繁忙，仅撰有《医诀》《杏林山馆启蒙问答》两书，可惜在抗日战争期间散佚不存。

闽派郭氏儿科第五代代表性传承人王著础，字明堂，号东野，福州鳝溪人。15 岁在老师林朝尧指导下初探医籍，17 岁师事福州名医郭云团，王氏过从其门，潜心钻研温病学及儿科专著，临证尽得其旨，擅长问诊，重视舌诊，巧用经方，精于辨证，方简效灵，随证加减，变化无穷。更进博采医家各派之长，广搜民间单验方，临证取其精华，灵活应用，善用地方草药，借鉴现代医学理论，辨证与方药能丝丝入扣，处方用药简便效著。注重脏腑辨证，善遣经方奏捷效，倡行化瘀闻痼疾，用药轻灵重祛邪。擅长治疗小儿时疫温病、咳嗽、泄泻和肾病，临证用药丝丝入扣，方简效著。著有《中医预防医学概说》和《王著础临床治验选编》等书。

闽派郭氏儿科第六代代表性传承人郑健，二级教授，主任医师，博士生导师，享受国务院政府特殊津贴专家，福建省卫生系统有突出贡献中青年专家、福建省“百千万人才工程”人选、福建省教学名师、福建省名中医、国家级和省级老中医药专家学术继承人指导老师。郑健从福建中医学院毕业后师从王著础老师，学术上遵从王老的临床诊治特点，重视望诊，突出舌诊，善于问诊，精准辨证，巧用经方，药简效著，博采众家，灵活应用。特别是对小儿肾病的诊治，传承王老善用活血化瘀、巧佐疏风利湿的学术思想和临床经验，临床疗效显著。20 世纪 80 年代开始从事小儿肾脏病的临床研究，研究坚持突出中医药特色优势，旨在探讨如何提高小儿肾病的缓解率，降低复发率，减轻副作用，创新性地提出应用中医益肾活血法治疗小儿原发性肾病综合征，临床疗效显著。

闽派郭氏儿科第七代代表性传承人艾斯，医学博士，副主任医师，硕士研究生导师，师从闽派郭氏儿科第六代代表性传承人郑健教授，兼任中国中西医结合学会儿科分会青年副主任委员、中华中医药学会儿科分会青年副主任委员、全国中医药高等教育学会儿科研究会常务理事等职，发表国家级学术论文近20篇，其中SCI期刊源论著5篇。参与编写教材及专著6部。

附：郭氏中医儿科传承谱系（图5-1）

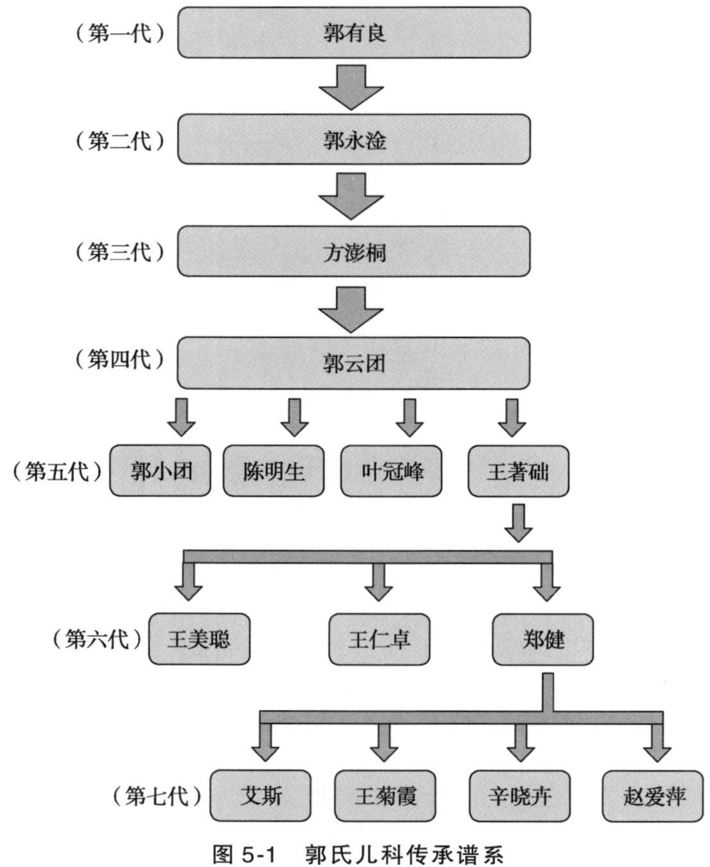

图5-1　郭氏儿科传承谱系

二、流派学术思想研究

闽派郭氏中医儿科世代相传，享誉榕城数百年，对时疫温病尤有专长。临证擅长问诊，重视舌诊，巧用经方，精于辨证，善用草药，处方用药简便效著，其学术思想主要体现在以下十一个方面。

（一）推崇钱乙重脾胃

闽派郭氏儿科临证非常推崇钱乙的《小儿药证直诀》一书，善于灵活应用钱乙的诊法和方药，在治疗上尤其注重小儿脾胃。以钱氏的"脾胃虚弱，四肢不举，诸邪遂生"的论点为基础，明晰病理，以阐明小儿脾胃虚弱的病证，认为在生理上，脾为后天之本，主运化水谷精微，为气血生化之源。小儿气血、营卫来源，肌肉丰富、肢体健壮等皆与脾的关系极为密切。在病理上，小儿脾胃嫩弱，功能尚未健全，同时生机蓬勃，发育迅速，又需要大量的营养物质，加之寒暖不能自调，饮食不能自节，因而经常处于寒暖失调，负载过重的状态，同时有些家长又缺乏育婴知识，片面强调营养滋补，过分溺爱，使小儿养成贪吃零食或偏食的习惯，或添加辅食不当，或断奶后突然改变饮食种类等，均可影响脾胃的运化功能，临床上表现为消化功能紊乱的病证，如积滞、呕吐、泄泻和疳证等疾病，为小儿时期的常见病、多发病。《小儿药证直诀·脉证治法》曰："脾主困，实则困睡，身热，饮水；虚则吐泻，生风，脾病，困睡，泄泻，不思饮食。"脾主运化，主四肢，脾病运化失职，水湿停滞，故四肢困倦、嗜睡；脾失健运，水谷不化，故泄泻，不思饮食；脾湿化热，热蒸则身热而饮水。脾病困倦，是指湿浊之邪侵脾，脾不健运，脾主四肢，肢体不能受气于脾胃而感到困倦，身重沉沉欲睡。凡小儿食积内停，也往往有困倦欲睡之证；如为邪热所蒸，则证为发热而口渴引饮。钱乙治法，主用泻黄散（藿香、栀子、防风、生石膏、甘草），凡小儿脾胃有热，发热、口渴、便闭，或口唇干裂，或有口疮等均可用此方治疗。《育婴家秘》说："胃主纳谷，脾主消谷，饥则伤胃，饱则伤脾，小儿之病，多过于饱。"因此，无论饮食、外感、内伤，还是药之不慎，均可伤及脾胃；又因小儿易为虚实，脾虚不耐寒温，服寒则生冷，服温则生热，说明小儿脏腑娇柔，易见虚损，临床表现以虚证多、实证少为特点。临证治疗，重在调治脾胃，认为脾胃失调是小儿疾病的重要因素，小儿内伤尤以脾胃病居多，外感疾病亦常累及脾胃，在论治方面把诸多疾病归于脾胃论治，临床疗效显著；临证治疗，处处顾护脾胃，无论何种病证，只要涉及脾胃总是先顾脾胃，后治他证；临证潜方用药时时慎护脾胃。强调小儿生理病理特点，治疗上提出祛邪务尽的原则，力求攻邪不伤正，补正不滞邪，慎用香燥刚伐之品。

例如，郭氏儿科应用钱氏的泻黄散治疗小儿脾热弄舌之证，用生栀子、生石膏清脾胃之积热，且栀子能清三焦之火，使火热之邪下行从小便而出，去藿香、防风防其香燥，加黄芩、黄连、大黄之苦寒泻火，使脾胃积热从大便而泄，取其"实则泻其子"之义。应用钱氏调中丸治疗小儿脾胃虚寒之泄泻；应用钱氏白术散治疗小儿脾虚久泻，方中四君子汤加怀山药、扁豆补脾益气，葛根升清止泻，藿香、木香利湿理气降浊，取其"脾宜升则健，胃宜降则和"之意。又如郭氏儿科灵活应用钱氏地黄丸加减治疗小儿肾病，自拟的"清解肾康灵"和"健脾固肾灵"均是在钱氏地黄丸的基础上辅以健脾之品，验之临床疗效显著，一直沿用至今，成为福建中医药大学附属人民医院的著名院内制剂，以此作为多项临床研究科研课题，发表学术论文数十篇，荣获科技进步奖多项；应用钱氏泻白散治疗小儿慢性咳嗽,方中用桑白皮泻肺化痰,降逆平喘,同时又用地骨皮滋阴退热,甘草、粳米益胃和中,如此则能泻实顾虚,泻肺护脾,用之有泻肺清热之功,而无苦寒碍胃之虑,故李时珍称此方为泻肺诸方之准绳。在咳嗽后期,郭氏儿科常以二陈汤或温胆汤加减以善其后,取其健脾利湿、理气化痰之功。

(二)勤研修园精辨证

陈修园,字念祖,清代福建长乐人,学识渊博,著述丰富,为福建名医。郭氏儿科对修园著作颇有研究,虽然陈氏医书中没有儿科专著,但在他撰写的医籍中可以看到他对儿科的诊断、辨证、立法、处方等方面都有某些独到的见解。例如,陈氏认为小儿不能很好地表述自己的病痛,常因啼哭吵闹而致脉象紊乱,主张诊察时要掌握重点,采取特别的方法,如在《医学实在易》中提出小儿验纹、按额、诊脉的三种诊察方法,曰:"五岁以下,脉无由验,食指三关,脉络可占,热见紫纹,伤寒红象。青惊白疳,直同影响,隐红淡黄,无病可想,黑色曰危,心为怏怏,若在风关,病轻弗忌,若在气关,病重留意,若在命关,危急须记。""半岁小儿,外候最切,按其额中,病情可晰,外感于风,三指俱热,内外俱寒,三指冷冽""五岁以上,可诊脉位(以一指按其寸、关、尺),指下推求,大率七至,加则火门,减则寒类,余照《脉经》,求之以意。"寥寥数语,简明扼要地总结了验纹、按额、诊脉三种诊察方法的临床意义,郭氏儿科深悟其理,精于应用,临证灵活应用验纹、按额、诊脉的诊察方法。陈氏还在《医学三字经·小儿篇》中提出:"小儿病,多伤寒,稚阳体,邪易干。""凡发热,太阳观,热未已,变多端。""太阳外,仔细看,遵法治,危而安。""阴阳症,二太擒,千古秘,理蕴深。"陈氏认为凡属于三阳证的,应从太阳经着手治疗,凡属于三阴证的,应从太阴经着手治疗，言简意赅地论述了小儿的病因病机及辨证施治的法则，首创了分经审治的方法，并灵活地应用于儿科临床。郭氏儿科临床上非常推崇上述观点，认为小儿致病因素，虽有千头万绪，归纳起来不外阴阳不合而成，在治疗上应遵从伤寒分经审证施治的法则，从调整阴阳入手，则可“得其机要”，“动小而功大，用浅而功深”。治疗疑难杂症，临床上郭氏儿科常常喜欢运用《伤寒论》经方治疗，临床屡屡获效。例如，患儿男性，3岁，罹痢疾，服中、西药无效，病势日益加重，证见痢下脓血日夜8~9次，身微热，口渴欲饮，肛门红赤，小便短赤，舌红苔黄，脉象滑数。根据《伤寒论》“热痢下重者，白头翁汤主之”和“下利欲饮水者，以有热故也，白头翁汤主之”，法从清热解毒、凉血止痢着手，方宗白头翁汤之意，服药3剂，热退痢止。又如，患儿男性，7个月，患腹泻4个月之久，日夜6~7次，大便稀薄或如稀水，时轻时重，间有乳食不化，面黄肌瘦，舌淡苔白，曾服西药无效而求诊。患儿久泻不上，证属虚证，遵“虚则太阴”之说，拟理中汤温中止泻，因小儿为“纯阳”之体，故加入少量香连丸，意取温清兼顾、相得益彰之效，服药4剂病已痊愈。这些都是郭氏儿科灵活运用陈氏伤寒分经审治法则的临床例证。

（三）四诊合参问诊先

闽派郭氏儿科认为婴儿未能言语，较大儿童亦不能很好地用语言表述症状，或不能详尽如实地陈述病情，或啼哭吵闹而致脉象紊乱，且寸口短小，脉息难凭，影响辨证，故四诊之中“未诊先问，最为重要”。《素问·征四失论》曰：“诊病不问其始，忧患饮食之失节，起居之过度，或伤于毒，不先言此，卒持寸口，何病能中。”《古今医鉴·幼科》云：“问者，问病究其原也。”《幼儿杂证说要》曰：“望、闻、问、切中，以问命之曰工，工者详细之谓。乃于望色、闻声、切脉之后，问其动静、居住、饮食，以定望、闻、切之准。”张景岳认为问诊是“诊病之要领，临证之首务”。通过问诊可以了解目前疾病的发生发展经过，还可以了解过去的病情与疾病有关的情况、服药后的反应等，是详细了解病情，进行鉴别诊断和辨证施治的重要手段，也是医生和患者进行有效沟通和心理治疗的重要途径。儿科诊病，问诊在先，在问诊的基础上根据病情进行望、闻、切诊，四诊合参，辨别病证，立法处方。目前临床上医师常常重检查、轻问诊，两三句话即结束问诊，开出检查单或处方，半天时间可诊60~70人，结果常常漏诊、误诊，或失治、误治，更无从与患者进行有效沟通和心理治疗，我们要引以为鉴。郭氏儿科临证常常先运用娴熟的问诊技巧，询问病情如层层剥笋，步步深入洞悉病情。曾治一哮喘患儿，咳嗽气急，喉间痰鸣如锯，卧难着席，痰多白，鼻衄口干，苔薄黄，脉浮近数，初诊拟为“热哮”，予定喘汤2剂，不但无效，夜间哮喘反剧，复诊时不胜诧异，经反复细问，乃知鼻衄并非热象，系鼻孔发痒以手搔破鼻黏膜而出血，且其口干而不欲饮，痰虽黏而白沫殊多，脉来有紧象，舌苔黄白相兼而滑润，重新辨证，显属冷哮，遂改投小青龙汤合三子养亲汤加减，一剂后喘平而安卧如常。如此细问穷追，合参四诊，排除假象，抓住疾病本质，使诊断正确，疗效显著。

（四）望诊尤须重舌诊

舌通过经络直接或间接地联系于诸多脏腑，同时又依靠脏腑的精气上营使之灵活自如，因此脏腑的病变往往可以从舌象中表现出来。故有“辨舌质可辨五脏之虚实，视舌苔可察六淫之浅深”的说法。杨云峰《临症验舌法》则进一步强调了舌诊的重要性，提出“幼稚之病，往往闻之无息，问之无声，而唯有舌可验”。闽派郭氏儿科认为小儿3岁以内脉气未充，不足为凭，故望舌更显重要。小儿舌诊较少受到外界因素的影响，对儿科辨证论治殊关重要，病之本元虚实，须察舌质，邪之轻重，当视舌苔。他对舌诊有其独到之处，试举“小儿麻疹辨舌的体会”为例。

1. 舌诊对麻疹论治的指导作用

麻疹初热期，以解肌透表为主，出疹期以清热解表为主，收没期以养阴生津为主，这是常法。但在初热期，病儿舌苔薄白而滑，舌之边尖淡红者，尚可辛温解表；如苔薄白或薄黄，舌红赤尖边有刺者，宜辛凉或辛平解表（因内有伏热，不宜辛温迫汗劫津）；若在出疹期，疹不透发，则有寒闭与热闭之分。热闭者，苔多干黄，舌质红绛，宜用苦寒泄热、解毒透疹法；寒闭者，苔多白滑，舌质淡红，宜用辛温宣透法。至于邪毒闭郁于肺而喘者，则舌苔多黄燥而厚，宜辛凉开肺清热法。热陷厥阴，引动肝风而发痉，或热闭心包而神昏谵语者，则舌多红绛有刺，或兼见舌苔焦黄，宜甘寒息风、清火开窍泄热法。热邪入营入血，舌绛干而吐血者，宜咸寒凉血解毒法。可见舌象不同，辨治各异。

2. 辨舌对麻疹预后的判断

麻疹的预后，多从患儿的体质强弱及有无合并症等来协助判断。在整个麻疹过程中，观察舌苔变化，也可预知麻疹之顺逆。麻疹之顺证者，舌苔多由薄白逐渐转黄，舌质常现红润，边尖有刺，疹点透布顺利，出收如期。迨热势下降，舌苔多由白厚而腻或黄厚而腻，转化为薄白，舌质边尖红赤有刺者，亦见消退。薄白之苔，为逐渐向愈之兆。麻疹之逆证者，疹点透布不顺，每有热毒内陷的证候，此时舌苔亦随之变化，如苔黄、舌红干燥，甚则舌质红绛，有刺无津，或舌苔焦黄燥裂等，均为证候转危重之征象。

（五）注重脏腑论辨证

临床上闽派郭氏儿科极为推崇钱乙的脏腑辨证，辨证论治以五脏为基础，以证候为依据，以五行学说阐明五脏之间相互关系，以辨虚实寒热为论治准则，详于四诊，精于辨证，临证施治疗效显著。

1. 肺脏娇嫩，宜宣宜降

肺为娇脏，居于胸中，外合皮毛，上连咽喉，司呼吸，主一身之气，有宣发肃降和卫外功能。由于小儿时期肺脏娇弱，卫外不固，外邪最易乘虚侵袭，邪气不论从口鼻吸入或由皮肤侵袭，均能影响肺的功能，肺失宣发肃降，所以易患肺系疾病，在临床上表现为感冒、咳嗽、哮喘、肺炎等疾病。故有“形寒饮冷则伤肺”，“天地之寒热伤人也，感则肺先受之”和“温邪上受，首先犯肺”之说。闽派郭氏儿科认为小儿肺脏娇嫩，感邪之后，宣肃失司，气机不利，肺络失宣，易使津液凝聚，酿液为痰；痰阻肺络，则咳嗽加剧，喉间痰鸣，迁延缠绵。小儿脾常不足，饮食不知自节，易为生冷、乳滞、积热所伤而致脾失健运，水谷不化为精微，反酿湿成痰，随气上壅于肺而致咳嗽，所以临床上小儿肺脏病变常常表现为夹痰夹滞之症。在治疗上提出小儿外感引起的肺脏疾病当以解表宣肺，理气化痰为基本原则，在解表的基础上辅以宣肺，在化痰的基础上佐以降气，解表不忘宣肺，化痰必兼理气，邪去则正安，痰去则咳止。因此，认为治疗咳嗽要紧扣解表、宣肺、理气、化痰四个环节，解表不忘宣肺，化痰不忘理气，宣降平衡，气行痰去。偏寒者宜疏风散寒的三拗汤、杏苏散、小青龙汤为主，偏热者以疏风清热的桑菊饮、泻白散、麻杏石甘汤为主，久咳者以止嗽散为主，后期痰多缠绵者常用温胆汤加减以善以后。宣肺常用麻黄、桑白皮、前胡、杏仁等，化痰多用竹茹、法半夏、浙贝母、天竺黄、鲜竹沥等，理气常加枳壳、陈皮、厚朴、旋覆花等。反复呼吸道感染者常以温胆汤合玉屏风散加减以善其后，亦可佐以健脾之品以化其痰，尤其是常规化痰药效果不好时，可根据脾为生痰之源的理论，通过运脾以化其痰，临床常能取得较好的疗效。例如，曾治疗小儿先天性喉软骨发育不良，表现为喉中痰声辘辘，难以消除，先用温胆汤加减治疗无效，后改为参苓白术散加减，健脾以化痰，2 周后喉中痰声辘辘逐渐消失，未再复发。

闽派郭氏儿科对麻杏石甘汤的临床应用颇为讲究，常曰：麻黄蜜炙后性较温和，宣肺止咳平喘效果显著，运用得当，四时皆可，老少均宜，临床上凡是热闭于肺之证均可使用，只不过剂量和配伍须当权衡。麻黄配石膏使其宣肺而不过汗，清热而不留邪，麻黄和石膏的剂量比例一般为 1∶6，里热盛者可适当提高石膏的剂量。若发热无汗多用生麻黄，以增强解表之力，无表证者多用蜜炙，取其宣肺之能。并根据病情之轻重变化，随证加减配伍，增减药量，临床常常彰显良效。

闽派郭氏儿科治疗小儿外感咳嗽主张解表宣肺，理气化痰为主，临证选方用药时强调以下几点：①苦寒药不可误用。凡咳嗽初起切不可过用苦寒之品，以免闭其肺卫，其治俱以表散为先，其后如有痰热未清，可兼清热化痰，这是治咳之大法。②收敛药不可早用。认为咳嗽本为机体祛邪外出的有利表现，若早用收敛之药，可使痰液壅滞，咯痰不畅，邪无出路而致病程缠绵。慎勿见咳止咳，以免招致留邪之弊。③滋腻药不可滥用。若滥用则邪恋不去，古人喻之谓“闭门留寇”，可变成久病。④补药不可乱用。认为凡正虚邪实患儿，应以祛邪为主，或先攻后补，若过早运用补药，则外邪内蕴，变证丛生。

2. 肝主疏泄，宜疏宜柔

肝主疏泄、主风，小儿肝气尚未充实、经筋刚柔未济，表现为好动，易发惊惕、抽搐等肝常有余的症状。小儿肝脏辨证，以肝热和肝阳上亢为多见，所谓“肝有实火，有泻无补”，肝在五行属木，在变动为风，小儿惊风抽搐之证，都属热盛而肝阳鼓动，即热盛生风所致。而且，小儿肝常有余，其不论外感六淫、内伤饮食，内外之邪，易从火化，火盛生风。故治疗上宜疏肝理气，清肝泻火，柔肝息风，滋水涵木。郭氏儿科对邪风化火引发肝风者，常以龙胆泻肝汤去当归，加钩藤、菊花为基本方，如壮热有汗者，可加生石膏、知母以清热；痰盛可加天竺黄、川贝母、鲜竹沥以清热化痰；抽搐甚者加炙全蝎、蜈蚣以息风定痉；便秘者加大黄以清热通便；神识欠清兼痰者加竹茹、制胆南星、川贝母等。灵活运用，临证不用套方亦能显效。若证见高热不降者，配服中成药紫雪丹或牛黄清心丸，神志不清，抽搐不定的加服安宫牛黄丸。对多动症或抽动症患儿，认为其病因病机与风、火、痰三者关系密切，累及脏腑为心、肝、脾、肾，以肝脏为主。《素问·至真要大论》曰：“诸风掉眩，皆属于肝。”《素问·阴阳应象大论》云：“风胜则动。”若心火亢盛，肝亢横逆，木亢土虚，肾水不足，均可导致动风抽动、多动之症；或痰热内蕴，与风相搏，随气而动而致抽动、多动反复发作。肝性刚直，其声为呼，若肝风内动，肝失条达，则时作呼叫。因此，治疗上提出实证以清热化痰、平肝息风为主，虚证以疏肝健脾、滋水涵木为宜，临床上以实证为多见，或虚实夹杂。清热化痰可选用温胆汤加制胆南星、天竺黄、竹沥、青礞石等；平肝息风可用天麻、钩藤、石决明、蝉蜕等；疏肝柔肝加柴胡、白芍、小春花、龙胆草、木瓜等；滋养肝肾可用生地黄、麦冬、白芍等。在此基础上都可适当选用虫类药如全蝎、蜈蚣、地龙、僵蚕等。

3. 脾主水湿，宜运宜醒

脾为后天之本，主运化水谷精微，为气血生化之源。由于小儿生长发育迅速，对精、血、津液等营养物质的需求较成人为多，而脾胃的运化功能尚未健全，相对不足，反映了生理上的“脾常不足”，但机体的发育较快，且小儿寒暖不能自调，乳食不知自节，稍失调护，常常影响脾胃的运化功能，则积滞、呕吐、泄泻等症烽起，若延误治疗便成疳证。闽派郭氏儿科认为疳证的特征为不同程度的形体消瘦，头发稀疏，神疲肚大，青筋暴露，其治法首先用消积理脾为主，继以益气养血，健脾和胃，或予攻补兼施。若虫积相互侵犯成疳者，则用攻补兼施，以肥儿丸去芦荟、山楂，加川楝根、槟榔；腹胀者加木香、厚朴；虫痛加乌梅；便秘者加大黄。治疗脾虚久泻的患儿，常宗钱乙之治法，以七味白术散主之，《小儿药证直诀》曰：“白术散治脾胃久虚，呕吐泄泻，频作不止，精液若竭，烦渴燥，但欲饮水，乳食不进，羸瘦困劣……不论阴阳虚实并宜服。”方中以四君子汤加怀山药、扁豆补脾益气，葛根升清止泻而解渴，即所谓“脾宜升则健”；藿香、木香芳香悦脾而健胃，利湿理气而降浊，意在“胃宜降则和”，临证随症加减，灵活应用，共奏健脾益气、升清降浊之功效，实为小儿久泻之良方、疳证初起之妙剂。

4. 肾常虚，有补无泻

肾包括肾阴（精）及肾阳（气）两个部分，肾为先天之本，小儿之禀赋根于父母，出生之后又赖于后天水谷精微之滋养。禀赋不足则肾气先虚，若后天又失于调养则肾精失于填充。肾为蛰脏，受五脏六腑之精气而藏之。小儿脏腑柔弱，天癸未至，肾气未充，肾中阴血每感不足，而小儿生长发育全靠肾气推动。在病理上，小儿生长之气旺盛，营养物质相对不足，小儿之阴难成而易亏，因此肾病多虚，故有“肾常虚”的论点。因此，闽派郭氏儿科治疗“阴水”

（慢性肾炎）患儿特别重视护阴维阳、补益肾气的疗法。治疗小儿肾病常用钱乙的六味地黄丸以护其阴，临床上以益肾气为主，即使出现肾阳虚的表现，亦选用温和的温阳之品，如菟丝子、淫羊藿等，不宜使用壮阳之品，如附子、肉桂、肉苁蓉等。同时认为肾虚必兼血瘀，瘀血加重肾虚，以益肾活血法为原则，研创出"清解肾康灵"和"健脾固肾灵"2个本院制剂，应用于临床，疗效显著。例如，一患儿患"水肿病"，症见肢体浮肿，腹胀尤甚，尿少伴腰酸，纳呆，面色苍白，四肢不温，大便溏薄，舌淡白滑，脉象沉缓。王老认为本病缘由风水（急性肾炎）而起，蛋白尿迁延日久，伤及肾阴，现病历年余，导致阴损及阳，肾阳式微。论治急宜护阴助阳，温肾利水，方取金匮肾气丸（成药）9g，每日2次。另以生黄芪15g，芡实30g，赤芍9g，车前子15g，清水煎汤送服上药。经调治3个月余，诸症悉平，尿常规复查3次均正常，随访3年未见复发。

（六）善遣经方奏捷效

历代医家宗《伤寒论》大法，运用仲景方于儿科者大有其人，陈修园便是个代表性人物。闽派郭氏儿科临证推崇陈氏学术思想，尝谓伤寒一书为百病立法，其辨证论治精神为各科临证效法奠基，儿科亦不例外，"有是证，用是方，用之得当，可奏捷效"。今追忆郭氏儿科临床，对小儿常见病、多发病以及部分疑难病证，也常用仲景方，确有良效。郭氏儿科对热毒深陷血分，泻下脓血之证，其临床症见下痢脓血，日夜无度，身热，渴欲饮水，舌红苔黄，脉滑数等，其辨证依据为《伤寒论》"热利下重者"，"下利欲饮水者，以有热故也"，白头翁汤主之。其论治多从清热解毒、凉血止痢着手，每投白头翁汤或加木香、山楂、马齿苋等，仅二三剂，即热退痢止。对小儿秋泻，郭氏儿科认为南方以湿热为多见，治疗遵循《伤寒论》

葛根芩连汤加减，临床疗效显著。对久泻不止，临证见有大便溏薄或如稀水，或时轻时重，或泻下乳块不化，面黄肌瘦，舌淡苔白等，其辨证本着久泻不止“虚则太阴”之说，治以理中汤，温中止泻。唯小儿体属“纯阳”，生机蓬勃，阳常有余，阴常不足，故可加入少许黄连、木香、乌梅等，用之疗效甚捷。

闽派郭氏儿科对小儿湿热泄泻常用葛根黄芩黄连汤合四苓散加减治疗，临床疗效显著。常用药包括粉葛根、黄芩、黄连、茯苓、猪苓、泽泻、车前草、六一散、木香、姜半夏。夹食积者加山楂、神曲、炒麦谷芽；兼呕吐者加藿香、煮半夏；发热烦躁加栀子、淡豆豉；口渴甚者加生石膏，该药能清热、止渴、止泻，临证用之每奏良效。一般口渴用天花粉、麦冬，若见赤白痢下，则去四苓散，加白头翁、野麻草、凤尾草、马齿苋。郭氏儿科认为寒湿型泄泻则以藿香正气散合四苓散加减较佳。特别是小儿“秋泻”，如无严重脱水者，以上两方给予适当加减均可收效。若遇小儿因肝脾不和而腹痛泄泻交作，喜用四逆散或痛泻要方合香连丸等加减。如遇脾虚泄泻患儿，常用参苓白散加减，或四白散（莲肉、芡实、怀山药、茯苓）加减，本方还可以作为泄泻之脾胃虚弱的调理良药。至于久泄迁延（或屡服抗生素引起的真菌性肠炎），则常用理中汤加黄连少量而取胜。

（七）倡行化瘀疗痼疾

活血化瘀法是中医学治疗疑难病的一种独特疗法。元代张子和强调“气血流通为贵”的观点。《普济方》指出：“人之身，不离乎气血，凡病经多日，治疗不愈，须当为之调血”。前人很重视活血化瘀法在临床上的应用，闽派郭氏儿科常谓“治血先治气，气行则血行，气滞则血凝”，“气血凝滞，不通则痛，通则不痛”，“活血化瘀，调理气血即调和阴阳，气血流通，阴阳平衡，阴平阳秘，精神乃治”。

郭氏儿科临床上采用活血化瘀法亦不乏其例，且取得一定收效。例如，郭氏儿科认为肾虚血瘀是小儿阴水症（慢性肾炎）的主要病机，在病变过程中，以肺、脾、肾功能失调为中心，阴阳气血不足为本，以风邪、水湿、湿热、瘀血为标，临床表现为本虚标实、虚实夹杂之证。正气虚弱为本，邪实蕴郁为标，正虚以肾气虚为主，标实以湿、热、瘀为要，在肾病的发生与发展过程中，本虚和标实相互影响，互为因果，即肺、脾、肾三脏虚弱易感外邪、生湿、化热、致瘀而使邪实；水湿、湿热和瘀血反过来又进一步损伤肺、脾、肾之气，使正气更虚，临床表现为病情反复、迁延难愈的特点。在肾病的不同阶段，标本虚实主次不一，或重在正虚，或重在标实，或虚实并重，但其本在肾虚，并以瘀血贯穿始终。肾虚必兼血瘀，瘀血加重肾虚。肾内居元阴元阳，对全身脏腑起着滋养、濡润、温煦、气化作用。若肾气不足，则血运迟缓，可致气虚血瘀；瘀血形成之后，阻滞于脉络，则血运不畅，新血不生，脏腑经络失于濡养，导致各脏腑功能衰退，进一步加重肾虚。因此，在治疗上提出益肾活血法。益肾活血法是益肾法与活血法的有机结合，通过益肾可促进活血，应用活血可加强益肾，两者相互协同，达到改善肾虚血瘀的病理变化，使机体阴阳平衡、邪去正存。王著础还以补阳还五汤为主治疗小儿痿躄之证，如某患儿曾在市内某医院拟诊为"脊髓灰质炎瘫痪期"，经中、西医治疗 4 个月效果不满意。症见下肢痿软无力，不能站立，舌质晦暗。诊为余邪未清，流注经脉，津气亏损，气血失调，筋失所养。以益气生津、活血通络，取补阳还五汤为主，应用活血化瘀法续治 4 个月余而告愈。

（八）用药轻灵巧祛邪

郭氏儿科治疗外感疾病崇尚温病学说，常遵循吴鞠通"治上焦如羽，非轻不举”的原则，治疗上强调“透”与“泻”，重在祛邪。“透”重在祛邪由里到外，通过体表向外透达，用药善用轻清宣透之品，不仅在表之邪可以通过“透”表而外解，在里之邪也往往运用“达热出表”“透热转气”等透法而向外透解；“泻”法应包括祛邪外出的各种治法，如泄卫解表、清气解热、祛湿解热等。用药上常常选择质轻透邪之品，如桑叶、菊花、连翘、薄荷、蝉蜕、防风、荆芥、淡豆豉、芦根等，临床灵活应用，随证加减，且剂量偏小，煎煮时间短。其用药特点举例如下：

1. 重用柴葛

—般外感热性病初起，温病学派多深恶柴胡、葛根，有人提出柴胡劫肝阴、葛根竭胃液的说法。而闽派郭氏儿科认为，对于温病热病早期、中期都可使用柴胡、葛根。王老深得其旨，广泛将此二药运用于儿科临床，常云：柴葛用之得法，其妙无穷。闽派郭氏儿科认为葛根性凉质轻，善于解肌透表退热，风热感冒初起治以辛凉解表、清肃肺热，常用土葛根、连翘、赤小豆、青蒿、桑叶、菊花等；体弱者将土葛根改为葛花；恶寒已罢，肌热不撤，无汗者，土葛根改用粉葛根；风热化燥，内扰阳明气分，应改用粉葛根凉膈散（去硝黄）合白虎汤加减；如邪热内扰胸膈，则用粉葛根、栀子、淡豆豉合凉膈散（去硝黄）加减；生葛根汁大寒，能解温病大热，吐衄诸血。葛根入阳明经，能鼓胃气上行，生津止渴，兼入脾经，升阳明清气，是治疗脾胃虚弱泄泻之圣药。

2. 善用麻黄

前人认为麻黄性辛温，乃峻汗之品，所以有“夏不用麻黄”之戒。闽派郭氏儿科认为麻黄入足太阳膀胱经，兼走手少阴心经、手阳明大肠经而为肺家专药，四时皆可应用，《本草备要》谓其：“发汗解肌，去营中寒邪，卫中风热。”只要审证明确，用之得当，即使炎夏酷暑亦可应用，不但年长儿可用，百日以内小儿亦可使用，只不过在剂量上需权衡掌握。百日内小儿用1.5g，1～3岁用3～4.5g，有发热、无汗、体质壮实者生用，无表证及身体较弱者蜜炙用。临床应用，感冒风寒以及麻疹透发不畅等症，应用生麻黄，既能发汗散寒而解表，又可散风透疹。蜜麻黄性较温和，用于宣肺平喘较佳，用于咳嗽气喘，则能宣畅肺气而止咳平喘；用于风水水肿等症，既能发汗又有利水之功。因此麻黄在配伍上的应用甚为广泛，解表发汗常伍桂枝或紫苏叶，麻疹透发不畅常配浮萍、桑叶、菊花；瘾疹身痒必加蝉蜕、芋环干、甘草；如寒邪咳嗽多配杏仁、甘草；外寒兼痰饮常伍干姜、细辛、五味子、制半夏；肺热咳嗽而喘常配杏仁、石膏、甘草；如水肿伴有表证者常配连翘、赤小豆、紫浮萍。

3. 轻灵取胜

闽派郭氏儿科临证善用轻灵之品。治疗咳嗽，郭氏儿科认为要抓住解表、宣肺、理气、化痰四个环节，四者缺一不可，而解表注重轻灵。风寒表证常用麻黄、紫苏叶、荆芥、防风等以辛温解表；风热表证常选桑叶、菊花、连翘、薄荷、蝉蜕等以辛凉解表；热痰者多用竹茹、枳壳、瓜蒌、浙贝；寒痰、湿痰者可用二陈汤，但竹沥、天竺黄绝不能用。疏风解表，止咳化痰常用桑叶、枇杷叶、杏仁，或前胡、杏仁，或旋覆花、杏仁；化痰降气止嗽常用紫苏子、厚朴、茯苓、法半夏；清热宣肺、化痰平喘常用麻杏石甘汤；泻肺涤痰常用葶苈子、杏仁、风化硝，或再加入桑白皮、黄芩、鱼腥草，增强清肺热的疗效。同时善用止嗽散，以紫菀、白前、百部三味为主，用于治疗各种类型的久咳。此外在治咳喘的方中还喜欢用蛇胆陈皮末、桔贝半夏散等中成药，每收桴鼓之效。郭氏儿科还善用温胆汤，认为温胆汤一经加减，不仅用于咳喘，还可用于小儿呕吐、不寐、夜啼、惊风、厌食、消化不良等症，屡获轻灵取胜之效。尤其善用温胆汤加薄荷、神曲、少量龙胆草(0.9~1.5g),治疗痰热食积内扰,脾胃失运所致的小儿厌食证,每奏显效。

(九)巧用草药治顽症

闽派郭氏儿科经常在中医辨证的基础上巧妙应用中草药(尤其是地方草药)治疗中医疑难杂症,屡获良效。例如应用绣花针、山荔枝、六角仙、穿破石、石韦、积雪草、白花蛇舌草、猫须草、三叶鬼针草等治疗急性或慢性肾炎、肾病综合征。绣花针又名虎刺、伏牛花、黄脚鸡、牛角刺等,为茜草科虎刺属植物虎刺的全草或根,味苦、甘,性平,具有祛风利湿、活血消肿的功效,煎汤服10~15g。山荔枝为桑科柘果树属植物构棘的果实,味甘,无毒,具有祛风除湿、消肿止痛、凉血活血的功效,煎汤服15~30g。六角仙又名爵床、麦穗癀、番椒草,味微苦,性凉,具有清热利湿、消肿解毒的功效,煎汤服10~15g。穿破石又名川破石、柘根、地棉根等,为桑科桑橙属植物构棘或柘树的根,味淡、微苦,性凉,具有祛风湿、清热、消肿的功效,煎汤服9~30g。石韦为水龙骨科石韦属植物庐山石韦、石韦或有柄石韦的全草,味苦、甘,性寒,归肺、肾、膀胱经,具有利水通淋、清肺化痰、凉血止血的功效,煎汤服9~15g。积雪草为伞形科积雪草属植物积雪草的全草,味苦、辛,性寒,归肺、脾、肾、膀胱经,具有清热利湿、活血止血、解毒消肿的功效。白花蛇舌草又名蛇总管、蛇舌癀、鸡舌草、鹤舌等,为茜草科耳草属植物白花蛇舌草的全草,味苦、甘,性寒,归心、肺、肝、大肠经,具有清热解毒、活血消肿、利湿退黄的功效,煎汤服15~30g。猫须草为唇形科肾茶属植物肾茶的全草,味甘、微苦,性凉,具有清热、利尿、排石的功效,煎汤服30~60g。三叶鬼针草又名盲肠草、刘寄奴,为菊科蒿属植物奇蒿的带花全草,味苦,性平,具有清热解毒、行瘀消肿的功效。

闽派郭氏儿科还应用芋环干、浮萍、徐长卿、土茯苓、鹅不食草等治疗过敏性疾病，如荨麻疹、湿疹、紫癜、过敏性鼻炎等。芋环干（通称）为天南星科植物芋的叶梗，味辛，性平，具有祛风化瘀、利湿解毒的功效，煎汤服15~30g。浮萍为浮萍科紫萍属植物紫萍或浮萍属植物浮萍的全草，味辛，性寒，归肺、膀胱经，具有疏风透疹、利尿除湿、凉血活血的功效，煎汤服9~15g。《神农本草经》言其"主暴热身痒，下水气，胜酒，长须发，止消渴，服轻身"。徐长卿为萝藦科白前属植物徐长卿的根及根茎，或带根全草，味辛，性温，归肝、胃经，具有祛风除湿、行气活血、去痛止痒的功效。土茯苓又称禹余粮、白余粮，为百合科菝葜属植物光叶菝葜的根茎，味甘、淡，性平，归肝、肾、脾、胃经，具有清热除湿、泄浊解毒、通利关节的功效。《福建药物志》载其"主治钩端螺旋体病，风湿关节痛，头风痛，痢疾，胃痛，酒醉，咽喉肿痛，颈淋巴结核，皮肤湿疹，削脱性皮炎，痈肿疔毒，疥疮，漆过敏"，煎汤服10~60g。鹅不食草为菊科石胡荽属植物石胡荽的全草，味辛，性温，归肺、肝经，具有祛风通窍、解毒消肿的功效，煎汤服5~9g，《本草拾遗》言其"去目翳，挼塞鼻中，翳膜自落"，《四声本草》云其"通鼻气，利九窍，吐风痰"。

闽派郭氏儿科还善于应用卤地菊、龙胆草、惊风草治疗小儿疳积。卤地菊又名蟛蜞菊、黄花龙舌草，为菊科蟛蜞菊属植物蟛蜞菊的全草，味微苦、甘，性凉，归肝、脾经，具有清热凉血、祛痰止咳、利湿止泻的功效，治疗小儿肝热、厌食、咳嗽痰多等症。龙胆草为龙胆科龙胆属植物红花龙胆的根及全草，味苦，性寒，具有清热利湿、凉血解毒的功效，煎汤服10~15g。惊风草为毛茛科唐松草属植物直梗高山唐松草全草，味苦，性凉，归肝、脾、大肠经，具有清热燥湿、解毒、凉肝的功效。

此外，郭氏儿科还应用凤尾草、毛冬青、鲜芦根、鲜竹茹等治疗小儿呼吸道感染。凤尾草为凤尾蕨科凤尾蕨属植物凤尾草的全草或根茎，味淡、微苦，性寒，具有清热利湿、消肿解毒、凉血止血的功效，煎汤服10~15g，《福建药物志》言其"主治鼻衄，咳血，蛔虫性肠梗阻，风火牙痛，咽喉肿痛，口腔炎"。毛冬青为冬青科冬青属植物毛冬青的根，味苦、涩，性凉，具有清热解毒、活血通络的功效，煎汤服10~30g。鲜芦根为禾本科植物芦苇的根茎，味甘，性寒，归肺、胃、膀胱经，具有清热除烦、透疹解毒、生津止渴的功效，煎汤服15~30g，鲜品用30~60g，《药性论》言其"能解大热，开胃"。鲜竹茹为禾本科毛竹属植物淡竹、莿竹属植物青竿竹、慈竹属植物大头典竹等的茎秆去外皮刮出的中间层，味甘，性微寒，归脾、胃、胆经，具有清化痰热、除烦止呕、安胎凉血的功效。鲜竹茹味甘而淡，气寒而润，既能清肺燥，用于治疗肺热咳嗽，咯痰黄稠，以及痰火内扰、心烦不安等症；又善清胃热，止呕吐，可用于治疗胃热呕吐、口臭、呕出酸苦物诸病症。

（十）善用虫药解难症

闽派郭氏儿科经常在中医辨证的基础上巧妙应用虫类药物治疗疑难杂症和重症顽疾，屡获良效。例如应用蕲蛇、乌梢蛇、全蝎、蜈蚣、水蛭、僵蚕、龟甲等治疗小儿惊风、儿童多动症、抽动秽语综合征、过敏性疾病等。蕲蛇为蝰科蝮蛇属动物尖吻蝮除去内脏的全体，味甘、咸，性温，有毒，归肝、脾经，具有祛风、通络、止痉的功效，煎汤服3~10g。乌梢蛇为游蛇科乌梢属动物乌梢蛇除去内脏的全体，味甘，性平，归肺、脾、肝经，具有祛风湿、通经络、止痉的功效，煎汤服6~12g。《开元本草》云："主诸风瘙隐疹，疥癣，皮肤不仁，顽痹"。《本草纲目》曰："功与白花蛇（即蕲蛇）同而性善无毒"。全蝎为钳蝎科钳蝎属动物东亚钳蝎的全体，味咸、辛，性平，有毒，归肝经，具有息风止痉、通络止痛、攻毒散结的功效，煎汤服2~5g。《开宝本草》谓："疗诸风隐疹，及中风半身不遂，口眼㖞斜，语涩，手足抽掣。"《本草图经》谓："治小儿惊搐"。蜈蚣为蜈蚣科蜈蚣属动物少棘蜈蚣和多棘蜈蚣的全体，味辛，性温，有毒，归肝经，具有祛风、定惊、攻毒、散结的功效，2~5g煎汤服。

闽派郭氏儿科应用白僵蚕主治小儿惊痫抽搐、咳嗽、咽痛。白僵蚕为蚕蛾科蚕属动物家蚕蛾的幼虫感染白僵菌而僵死的全虫，味辛、咸，性平，归肝、肺、胃经，具有祛风止痉、化痰散结、解毒利咽的功效，煎汤服3~10g，《医学启源》云其"去皮肤间诸风"。

闽派郭氏儿科应用地龙治疗小儿惊痫抽搐、咳嗽、喘促等症。地龙为蚓科环毛蚓属动物参环毛蚓和通俗环毛蚓、威廉环毛蚓、栉盲环毛蚓等的全体，前一种药材习称"广地龙"，后三种药材习称"沪地龙"。地龙味咸，性寒，归肝、肺、肾经，具有止痉、息风、通络、平喘的功效，煎汤服5~10g。

闽派郭氏儿科应用龟甲治疗小儿肾病水肿、虚风内动等症。龟甲为龟科乌龟属动物乌龟的甲壳，具有滋阴潜阳、补肾健骨、补心安神、固经止血的功效，煎汤服10~30g。

（十一）病证相辨求疗效

"病"是对疾病基本矛盾的揭示，反映了疾病内在的病理生理变化规律，贯穿于疾病的全过程；"证"是病的某一阶段的主要矛盾，反映了人体整体功能调节的即刻状态，"病"与"证"是密不可分的。现代医学的症状、体征反映机体的生理、病理变化，中医学的证也是病因、病机的外在表现。现代医学的一病可有中医的数证，中医的一证也可包括现代医学的数病。临床上中医辨证常与西医辨病相结合，是反映疾病全过程与阶段表现的有机结合，从疾病全过程来分析临床阶段表现的演变规律，以疾病某个阶段的临床表现来归纳疾病发生、发展的演变规律，从而更好地探讨疾病的本质变化，是深入探求疾病的证候特点及演变规律的重要方法之一。闽派郭氏儿科善于中西医结合、病证结合，引进现代医学“病”的概念，借助西医病名、指标使中医病症诊断更加客观化、标准化，病证结合以提高临床疗效，在临床中形成两种中医临证思维方式：一是辨证选方辅以辨病选药，如小儿水肿病在大量激素治疗诱导期，中医辨证为阴虚火旺型，治宜滋阴降火，方选知柏地黄汤加减，在知柏地黄汤的基础上，若是肾病综合征的蛋白尿可适当加入消蛋白的中药如黄芪、玉米须等，若是急性肾炎引起的血尿则加入凉血活血止血药如白茅根、三七、琥珀等。二是辨病选方辅以辨证选药，如小儿肾病综合征大量蛋白尿，我们在归地汤（当归、生地黄、黄芪、龟甲、山药、玉米须）消蛋白的基础上根据中医辨证选药，若证属脾虚湿盛加薏苡仁、苍术、太子参等；若外感风邪加蝉蜕、防风等。

在临床中闽派郭氏儿科常常在辨病的基础上，根据本病的证候特点和发病演变规律进行中医辨证分型。例如，小儿原发性肾病综合征的病理性质为本虚为主，虚实夹杂之证，病初偏于邪盛，多与风、湿、热、毒、瘀有关，而病至后期，肺、脾、肾俱虚，精微外泄，肾络瘀阻，转以正虚为主。肾虚尤著。在整个病变过程中，以脾肾功能失调为中心，以阴阳气血不足为病变之本质，以风邪、湿邪、瘀血为病变之标，表现为本虚标实、虚实夹杂之证，临证中首先要明确标、本、虚、实之主次。病变早期水肿较甚（激素治疗前），临床表现脾虚湿困型为主，多兼有标实表现，标实证需明辨风热、湿热、湿毒、气滞、水停、瘀血之偏颇；激素治疗以后，水邪退却，尿蛋白持续不消，病变重在脾肾两虚，同时兼夹有风邪、湿邪和血瘀。临床辨证，脾肾两虚要细辨气虚、血虚、阳虚、阴虚之不同，兼证要明辨风寒、风热、水湿、湿热、气滞和血瘀之差异。本证以脾虚湿困型、脾肾两虚型为基本证型，在疾病早期或水肿期，以脾虚湿困型为多见，在水肿消退期，根据激素诱导期、减量期、维持期和停药期的不同，临床上常表现为阴虚火旺型、脾肾气虚型和脾肾阳虚型之不同。在整个疾病过程中都可出现外感、水湿、湿浊、湿热（毒）和血瘀兼夹之证，以此作为标证的常见证型，而肾虚血瘀证常贯穿于疾病的全过程，尤其是疾病后期或反复发作的患儿。

【病案举偶】

案例一

萧某，男，1岁6个月，1980年10月5日初诊。

其父代诉，患儿出生后即随父母前往光泽县居住，当地有“脊髓灰质炎”流行。1980年7月患病，初起类似感冒发热，几天后出现两脚痿软无力，右侧较重，不能站立，经当地治疗无效，转福州市某医院治疗，诊断为“脊髓灰质炎瘫痪期”，经服西药治疗月余未见明显改善，而来就诊。刻下：形体消瘦，双下肢痿软无力，不能站立，伴有低热，口干欲饮，食欲不振，舌质淡红暗晦，指纹淡紫，大便软，小便自可。细思此症，纠缠数月，显系邪热未清流注经络，津气亏损，气血失调，筋脉失养，以致形成痿躄之证。治拟益气生津，活瘀通络，方拟补阳还五汤加减。处方：生黄芪、地龙干各6g，生地黄12g，玄参、赤芍各9g，桃仁、红花各5g，全蝎尾2.1g，当归、土鳖虫、怀牛膝各5g。7剂。

二诊：服药后潮热减轻，药已对症，仍步前意。处方：生黄芪6g，生地黄12g，玄参、桑寄生各9g，牡丹皮、地龙干、怀牛膝、当归、秦艽各5g，桃仁、全蝎尾各2.1g。7剂。

三诊：潮热已退，精神振作，舌有薄苔，但脚痿依然，摸之手足不温，此乃病久阳气亦虚，瘀阻经络，拟助阳益气、活瘀通络继治，方取补阳还五汤合当归黄芪桂枝汤加减。处方：桂枝 3g，黄芪 9g，当归 5g，赤芍 6g，地龙干 4.5g，怀牛膝 5g，桑寄生、续断、杜仲各 9g，红花 3g，五加皮 6g。12 剂。

四诊：药后手足转温，已能站立，能独立行走 4~5 步，但脚步不稳，易于跌倒。守原方加减。处方：黄芪 9g，桂枝、红花、川芎各 3g，威灵仙、地龙干、当归各 5g，赤芍、五加皮各 6g，桑寄生、续断、杜仲各 9g。21 剂。

五诊：形体日见健壮，脸色转佳，双足能自动行走，但仍无力，前方加以养血舒筋。处方：生地黄 9g，当归 5g，赤芍 6g，怀牛膝 5g，续断 9g，桑寄生 15g，木瓜 5g，桂枝 3g，乌豆 30g，五加皮 6g，甘草 2.1g。20 剂。

六诊：症已消失，双足走路基本正常。拟补气血，益肝肾，舒筋活络。方仿独活寄生汤合六味地黄丸加减，以资巩固疗效。处方：木瓜 3g，桑寄生 15g，杜仲 6g，生地黄 9g，熟地黄 9g，当归 5g，怀牛膝 5g，生黄芪 6g，福参 15g，茯苓 9g，甘草 3g，白芍 6g，川芎 3g。另予中成药六味地黄丸每次 9g，每日 2 次，空服开水冲化送下。嘱服 1~2 个月以善其后。半年后随访，患儿恢复良好，行走如常人。

按语：本例在整个治疗过程中，分为三个步骤。第一步，在患儿出现下肢瘫软潮热口渴时，为邪热未清，津气亏损，气血失调，筋脉失养所致。故以益气活血的补阳还五汤为主配合增液汤增液生津兼清余热，同时加全蝎、土鳖虫、牛膝以增强活血通络之功效。服药 2 周后，潮热已退，但脚痿依然。第二步，三诊时因患者病久阳气亦虚，手足不温，故在本方基础上又合黄芪当归桂枝汤化裁，法取助阳益气活血通络，10 剂后手足转温，且能初步行走。第三步，六诊时临床症状基本消失，行走恢复如常，乃拟双补气血，补益肝肾，善后调理以资巩固。

案例二

叶某，男，9岁。

患儿一日不慎，从堤上跌下，破伤额角出血少许，两旬后病发。初见牙关禁闭，继以面肌强直，状如苦笑，项背强硬，四肢挛急，但无明显抽搐，当即送往某医院，诊断为破伤风，即抬回就诊，见其症状如前所述，苔白脉弦，证属风毒乘隙侵袭，伏而发病，即仿张锡纯逐风汤加减。

处方：蜈蚣一条，全蝎尾一钱，当归一钱五分，生黄芪三钱，羌活一钱五分，双钩藤三钱，蝉蜕一钱，杵白芍五钱。

服药五剂后，精神好转，牙关渐开，周身强硬较为灵活，但仍手不能握物，足不能行步，继即加入生地黄、乌豆、木瓜之品出入成方，藉以增强养血舒筋，药后日见好转，经调理月余竟告而愈。

按语：破伤风又名“金创痉”，指由皮肤破伤处受邪，而致抽搐的一种症。病因血虚不能养筋，风毒之邪由伤口入侵，流窜经络，甚则内传脏腑而成。治疗大法以祛风止痉为主。本例乃破伤风初起，邪窜经络，故取逐风汤为治。本方系张氏治疗破伤风之验方，原方药只六味，原为祛风止痉温养气血而设，今去独活加钩藤、蝉蜕、白芍，意为儿童属于纯阳之体，用药不宜过于温燥。故在服药五剂之后，所有症状，已见改善，乃悟前人谓治风先治血，血行风自灭。即于前方中又加入生地黄、乌豆、木瓜，不但取其增强养血舒筋之功，而且又可制其蜈蚣、全蝎之辛烈，诸药合用，更能发挥其祛风止痉。且方中蜈蚣一味始终不去，正如张锡纯所谓“蜈蚣最善搜风，性又和平，从未有服之觉瞑眩者”，真是经验之谈。

案例三

陈某，男，1岁，1981年12月5日初诊。

其母代诉：患儿肇病2天，始见发热、咳嗽，昨天半夜前症益甚，伴见胸高气喘，点头呼吸，口干口渴，烦躁不安，而急来就诊。察其面部呈急性病容，呼吸急促，鼻翼煽动，喉间痰鸣如锯，指纹色紫逾气关，舌质红，苔黄微腻。此乃邪热迫肺，灼液成痰，痰热交阻，郁闭腑络，清肃失令，神恙由生。X线胸透提示“支气管肺炎”。治宜宣肺平喘，清热化痰，方用麻杏石甘汤加味。处方：蜜麻黄3g，苦杏仁4g，生石膏15g，粉甘草3g，紫苏子5g，前胡6g，胆南星3g，川厚朴3g，桑白皮9g，枯黄芩6g，葶苈子4.5g，煮半夏5g。煎汤服2剂。二诊：服完前药，热势已挫，咳喘稍减，鼻煽已罢，晨能进食，精神转佳，舌苔指纹如旧，此乃药已中肯，无须更张，继宗原方又服2剂，病已告愈。

按语：本例乃邪热外袭，痰热互结闭肺的咳喘之症。治法宜清化痰热、宣肺平喘，方中麻黄、杏仁、前胡宣肺降逆；石膏、枯芩清肺胃之热；紫苏子、桑白皮、半夏、厚朴、葶苈子、胆南星化痰平喘；甘草为护胃和中之品，药证合拍，其效立彰。据王著础临床治验，治婴幼儿咳喘之症，但凡热邪闭肺所致均可应用麻杏石甘汤加味治疗，并重视解表、理气、化痰三者之间的关系，止咳必须解表，化痰勿忘理气，宣肺降气相宜。但杏仁用量宜小不宜大，因本品有小毒，一般用3~6g即可。

三、流派医德人文风采

闽派郭氏儿科第三代代表性传承人方澍桐医术高明，医德高尚，1890—1891年福州暴发大瘟疫，他不顾及自己可能被传染而出入疫区，从早到晚抢救患者，济民治病，任劳任怨，深受福州平民爱戴。方澍桐遇贫穷患者前来治病，经常不收或少收诊疗费，其案上有一块牌子写着“笔资 5 元，贫者随意”。方澍桐仙逝时，福州民众夹道致哀。

闽派郭氏儿科第四代代表性传承人郭云团医术精湛，医德高尚，曾任福州中医师公会理事长等职，在当地医界享有崇高威望，每日就诊者门庭若市，无不细心诊察，尤其急重病号，随到随诊。郭氏常说：“病人临危之际，若能争取一分钟时间，医者均应竭尽努力，想方设法以营救，仁心仁术即是此也。”每于朔望义诊，贫不计资，送医送药，毫无难色。

闽派郭氏儿科第五代代表性传承人王著础老师不但医术精湛，医德高尚，且博学多才，诊余好于诗词字画，擅长竹兰国画，儒雅之风油然而生。

四、流派传承与发展

闽派郭氏儿科代有传承，弘扬光大，善治温热，享誉榕城。郭氏儿科第四代代表性传承人郭云团，26 岁悬壶，绍先人衣钵，精于儿科，对时疫温病尤其擅长。当时时疫、温病猖獗，郭老临证常遵循清代名医叶天士《临证指南医案》《陈修园医案》的学术思想，并善用民间青草药、单验方治疗，经郭氏诊治者获救无数，名噪榕城。郭老医术精湛、医案简洁，在当地医界威望崇高，曾任福州中医师公会理事长等职，又与同辈老中医陈笃初、孙石溪、柳镜新、萧治安等二十余人组成意社，每月集会一次，交流经验。郭老行医三十余年，由于诊务繁忙，仅撰有《医诀》《杏林山馆启蒙问答》两书，可惜在抗日战争期间散佚不存。

闽派郭氏儿科第五代代表性传承人王著础，师从郭氏儿科，潜心钻研温病及儿科专著，有一二剂立起沉疴之奇绩而名播榕城，每日求医者达数十之众，厅堂常形拥塞。著有《中医预防医学概说》和《王著础临床治验选编》，出版后曾获福州市科学大会成果奖，并发表专业学术论文40多篇。曾任福州鼓山中心医院副院长，后调入福建中医学院附属人民医院任儿科主任医师，兼任福州市郊区第二届人大代表、福州市第七届人大代表、中华全国中医学会福建分会理事、福建省中医妇幼科学术委员会常务委员、福建省中医药学会儿科专业委员会顾问、福州市中医学会常务理事、福建省陈修园学说研究会编委、福建省中医药研究促进会理事等职。并被评为福建省卫生系统先进工作者。

闽派郭氏儿科第六代代表性传承人郑健，二级教授，主任医师，博士生导师，享受国务院政府特殊津贴专家，福建省卫生系统有突出贡献中青年专家、福建省百千万人才、福建省教学名师、福建省名中医、国家级和省级老中医药专家学术经验继承工作指导老师。历任福建中医药大学副校长和医院管理中心主任，福建中医药大学附属人民医院、福建中医药大学附属第二人民医院、福建中医药大学附属第三人民医院院长、书记等职，曾任中华中医药学会儿科分会副主任委员、中国中西医结合学会儿科分会副主任委员、世界中医药学会联合会儿科专业委员会副理事长、全国中医药高等教育学会儿科教育研究会副理事长、福建省医学会副会长、福建省中西医结合学会副会长、福建省中医药学会儿科分会主任委员、《福建中医药》《儿科疾病期刊》副主编，《福建医药杂志》《中国中西医结合儿科学》《中医儿科杂志》编委等职务，兼任国家自然基金课题评审组成员、中国中西医结合学会和中华中医药学会科学技术成果奖评审组成员。大学毕业后师从王著础老师，学术上遵从王老的临床诊治特点，特别是对小儿肾病的诊治，传承老师善用活血化瘀，巧佐疏风利湿的学术思想和临床经验，临床疗效显著。承担7

项国家自然基金科研项目，发表专业学术论文200余篇，主编或参编教材和专著20余部，荣获省部级科技成果奖8项、厅级科技成果奖12项。先后被授予全国优秀中医临床人才、全国中西医结合贡献奖、中华中医药学会科技之星、全国优秀中医医院院长等光荣称号。

闽派郭氏儿科第七代代表性传承人艾斯，医学博士，副主任医师，硕士研究生导师，为福建中医药大学附属人民医院儿科副主任（主持工作），师从郭氏儿科第六代代表性传承人郑健教授，为郑健教授学术经验继承人，兼任中国中西医结合学会儿科分会青年副主任委员、中华中医药学会儿科分会青年副主任委员、全国中医药高等教育学会儿科研究会常务理事、世界中医药学会联合会儿科专业委员会理事、福建省中医药学会儿科分会委员、福建省中西医结合学会儿科分会委员、福建省医学会儿科学分会委员、福建省医学会儿科学分会肾脏学组委员等职务。承担国家自然科学基金青年基金项目、福建省自然科学基金面上项目、福建省卫生厅青年基金项目、原福建省卫计委青年骨干项目各1项，作为第二参研人参与国家自然科学基金面上项目3项、福建省自然科学基金面上项目3项、福建省医学创新项目及福建省卫生厅中医药临床基地课题等科研项目。

闽派郭氏儿科第七代传承人吴群励，医学博士，师从郭氏儿科第六代代表性传承人郑健教授，现任北京协和医院中医科副主任，副主任医师，副教授，硕士生导师。兼任中华中医药学会糖尿病分会、老年病分会及肿瘤分会委员，全国中医药高等教育学会临床教育研究会理事，北京中医药学会师承工作专业委员会委员，北京中西医结合学会糖尿病专业委员会秘书。主持国家自然科学基金、北京市自然科学基金及北京市中医管理局项目各1项，参与国家及省部级课题多项。发表论文50余篇，主编、副主编及参编著作8部。曾获全国首届中西医结合优秀青年贡献奖、东城区优秀人才项目资助及北京协和医院杰出青年提名奖。获中国-东盟传统医药防治糖尿病交流大会等优秀论文奖5项,中国中西医结合学会、中华中医药学会及华夏医疗保健国际交流促进科技奖5项。副主编的《改变糖尿病患者一生的饮食计划》获新中国成立60周年全国中医药科普图书著作奖二等奖。

闽派郭氏儿科第七代传承人王菊霞,中西医结合硕士,中医儿科主任医师,师从郭氏儿科第六代代表性传承人郑健教授,为第六批全国老中医药专家郑健教授学术经验继承人,兼任中华中医药学会儿科分会常务委员,福建省中医药学会儿科分会及外治分会委员。参与《儿科医嘱速查手册》《曾章超儿科学术经验集》等著作编写,主持省厅级课题3项,发表论文10余篇。

闽派郭氏儿科第七代传承人赵爱萍,福建中医药大学附属人民医院肾内科副主任医师,硕士生导师,为福建省第三批老中医药专家学术经验继承人;全国第六批老中医药专家学术经验继承人。兼任福建省中医药学会肾病分会委员、福建省医学会肾脏病分会青年委员、福建省医学会肾脏病学分会第六届委员会CKD慢病管理学组委员。发表学术论文多篇,主持厅级课题2项。

闽派郭氏儿科第七代传承人辛晓卉,首都医科大学附属北京中医医院儿科主治医师,硕士研究生,为福建省第三批老中医药专家学术经验继承人。

经福建省卫生厅批准成立郑健名中医工作室,近年来闽派郭氏儿科以名中医工作室为平台,以闽派郭氏儿科第六代代表性传承人郑健教授为主导,积极开展闽派郭氏儿科的传承及研究发展工作。承担学校首批中医师承班至今,国家级和省级老中医药专家学术经验继承工作指导老师的教学工作及省级名中医工作室的中医传承教学,指导学生中医传承工作,以师带徒的方式培养出十余名师承学生，同时还培养了12名博士研究生、40多位硕士研究生，闽派郭氏儿科蓬勃发展，临床科研硕果累累，极大地促进了闽派郭氏中医儿科的传承发展和发扬光大。

郑健名中医工作室在传承发展闽派郭氏中医儿科的基础上，对小儿肾病和哮喘、紫癜、鼻炎等过敏性疾病的中西医结合治疗进行深入研究。对小儿肾病的研究，坚持突出中医药优势，旨在探讨如何提高小儿肾病的缓解率，降低复发率，减轻副作用，在国内率先提出小儿肾病中医辨证两型分类法，临床简便实用，疗效显著，易于推广、普及。创新性地提出肾虚血瘀是小儿肾病的重要病机，贯穿于疾病病理的始终，并应用中医益肾活血法治疗小儿原发性肾病综合征，临床总结和精心筛选出治疗小儿原发性肾病综合征的中药肾康灵冲剂系列中药作为本院院内制剂，同时对中医药治疗小儿肾病的作用机制及其与临床免疫学、分子生物学、蛋白质组学和代谢组学的关系进行深入的研究探讨，开展中西医结合治疗小儿肾病综合征的临床科研和动物实验，不断创新理论，努力提高疗效，其学术水平达到国内业界同期领先水平，并在省内外十余家医院进行推广，临床疗效显著。研究团队承担科研课题十余项，发表专业学术论文百余篇，荣获省（部）厅级科研成果奖十余项。对于小儿过敏性鼻炎、咳嗽、哮喘等过敏性疾病，认为正气不足，虚为其本，宿痰内伏乃其根，外感风邪为诱发之因，气滞痰蕴为发病之标，本虚标实，常相错杂，中医治疗重在缓解期的调理，突出健脾益肺、活血通络，以提高哮喘患儿的抗病能力和适应环境能力，增强体质，从而减少发作次数，减轻发作程度，延长缓解时间，由此而获得远期疗效。研究团队承担科研课题近十项，发表专业学术论文20余篇，研发出“中药醒鼻凝胶滴鼻剂”（荣获国家发明专利）等本院外用制剂多种，临床应用疗效显著。

❖ 第六章

塔移影林氏儿科

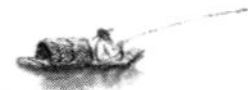

一、流派传承史

闽派塔移影林氏儿科,世代相传,已历八世。始祖林开方,二祖林正位,三祖林宗源,四祖林文杰、林文澜兄弟,五祖林菁华,六祖林寿仁与林寿淇,均有声于当时。林寿淇医术传授于其侄林景堂,林景堂再传于长媳郑永梅,女儿林如龙、林如玉,门人许建森、林文萍、林碧珍等。

闽派塔移影林氏儿科第六代代表性传承人林寿淇,精治麻疹、喘证和泄泻等常见病及疑难疾病,医理湛深,识见宏博,文声医誉,名动八闽。1902 年福州中医师公会成立,他与高润生等 12 人分担会务。民国元年全闽医药学会成立,他被推选为学会评议部副议长。

闽派塔移影林氏儿科第七代代表性传承人林景堂(1903—1990 年),福州人,7 岁入私塾,14 岁从其伯父林寿淇学习儿科,白天侍诊,夜间与堂兄弟围坐聆听伯父传授中医基础理论与临床诊疗知识。18 岁时拜福州硕儒王秀煊为师,学习古文,王老系前清举人,不仅国学渊博,尚且精通医理,故林景堂在王老的精心培育下国文和医学俱有长足进步。20 岁时,得其伯父赞许,准予出师独立应诊,遂分砚诊病。1934 年设诊所于福州达明里,1950 年移至鼓西路,其间诊务繁忙,上午门诊常达百余人,下午出诊多家。

林景堂对业务精益求精，博览经典及儿科名著，对《医宗金鉴》有颇深研究，取其精华，甚有心得。中华人民共和国成立后，参加福州市鼓西联合诊所，1956 年 3 月受聘为福建省立医院儿科特约医师，与福建省著名西医儿科专家叶孝礼主任医师携手开展中西医结合儿科临床和科研工作。1960 年受聘于福州市第一医院儿科中医主任医师，但每周四下午仍前往省立医院参与会诊工作，坚持达 20 余年，成绩斐然，饮誉全国，于 1963 年经福建省卫生厅评定为福建省名老中医。其医术传于长媳郑永梅，女儿林如龙、林如玉，门人许建森、林文萍、林碧珍等。

附：闽派塔移影林氏儿科传承谱系（图 6-1）

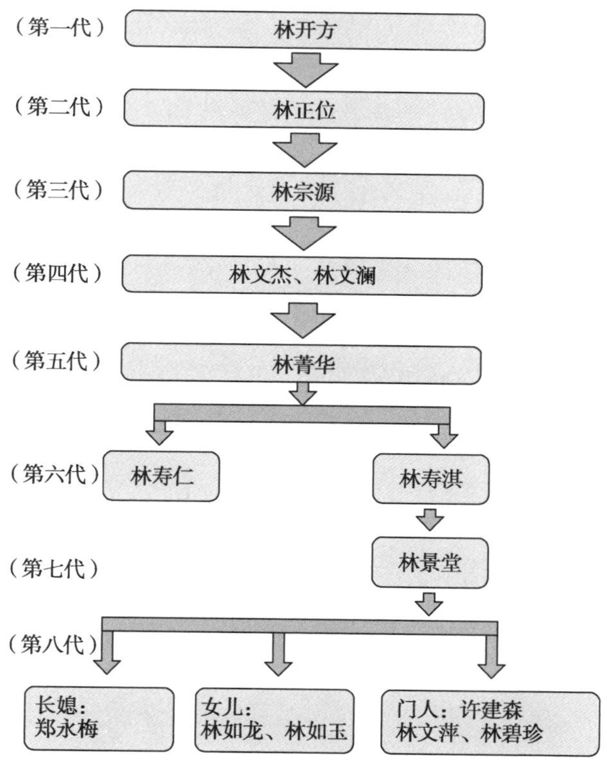

图 6-1　林氏儿科传承谱系

二、流派学术思想研究

闽派塔移影林氏儿科，世代相传，已历八世，积累了丰富的临床经验，形成独具特色的诊疗方法和学术思想。

（一）治法崇尚清滋

闽派塔移影林氏儿科第七代代表性传承人林景堂，临证治病，温凉补泻，运用自如，从不固执一端，但清、滋二法最为常用。他认为闽中地处东南，气候温热，小儿多时行疾病，且有易热的病机，“六气之邪皆从火化，饮食停留，蕴蒸化热，惊恐内逼，五志动极皆阳”。故小儿多热病，而热邪易伤津耗液，临证治病重在清热，刻刻顾及津液。就外感而言，化热甚速，若外邪初入里化热而表邪未尽者，予以清热透表之法，习用葛根、黄芩、桑叶、甘菊、淡竹叶、连翘、薄荷等味，如其创制的验方“疏风散”，临床应用效果很好。该方组成是：桑叶 3g，杭菊花 3g，桔梗 5g，连翘 9g，枇杷叶 9g，淡竹叶 9g，甘草 3g，有疏风清热、宣肺止咳之功效。该方药味轻清，作用于上焦，对风热型的上述各病之初期、症状轻微者，有良好的宣透效果。若标邪夹里热，里热较盛者，则予柴胡、白芍、枳壳、滑石、连翘、栀子、淡豆豉、甘草等，清热又能宣展气机，透热外达。若阳明胃热炽盛，以白虎汤大清其热，而且清热之品用量要重。如 2 个月之儿童，石膏用量却在 18g 以上，知母用至 9g，且加入寒水石、滑石等味；治疗暑热泄泻，里热炽盛已成燎原之势者，则在重剂白虎汤中加入黄芩、黄连等味，此乃苦寒合甘寒之法；若热邪闭肺，肺气闭塞之喘证，予清热宣肺，习以五虎汤合葶苈子、莱菔子等味。治疗热病常按卫、气、营、血的病邪层次，遣方选药。脏腑火热的证候，分别使用不同的清热剂。温热之邪，易伤阴劫液，宜甘濡之品，补不足之阴，制过亢之阳。塔移影林氏儿科最常用增液汤，婴儿玄参曾用至24g，麦冬用至15g，认为小儿补阳易，补阴难，邪热久羁，温邪侵入下焦，劫烁真阴，则须大剂大补阴丸合增液汤加减，滋补真阴，达到壮水之主以制火邪的目的。景堂辨热，独具慧眼，如五硬症，一般责之虚寒，他治一新生儿五硬症，虽无胎黄，从大便不通、腹胀、舌红等症状和体征作为辨证要点，诊断为湿热内蕴、胃腑不通为主要矛盾，果断予以茵陈蒿汤加味而获效。

（二）求索治泻新知

塔移影林氏儿科林景堂与叶孝礼主任合作的小儿泄泻研究，尤受国内同仁瞩目。林氏认为，小儿泄泻有寒、热、虚、实之别。因而在辨证上可分为实泻、虚泻、热泻、寒泻。在用药上依照有湿热则清利，有食积则消导，有寒则温，有虚则补的方法论治，并认为这种结合病因的辨证分类，已概括了病因和症状，又为治疗指出方向，是目前各种分类法中较为理想实用的。现介绍其小儿腹泻中西医综合治疗要点：

1. 常证

（1）伤食泻：类似于西医的单纯型腹泻（单纯由饮食因素引起腹泻）；中医治以去积消食，方选保和丸加减；或导滞攻下，方选枳实导滞丸加减，药物如神曲、山楂、陈皮、姜半夏、茯苓、黄连、白术等。西医治疗以节制饮食，维护消化功能为治疗原则。

（2）风热泻：类似于西医的感染型腹泻（感染因素引起腹泻）；中医治以清热化湿，方选葛根芩连汤加味，药物如葛根、黄芩、黄连、陈皮、姜半夏、茯苓、野麻草等；西医治疗以控制感染、减轻中毒症状为主要治疗原则。

（3）虚寒泻：类似于西医营养不良型腹泻（迁延性及慢性腹

泻）；中医治以祛寒燥湿，方选藿香正气散加减，或温中健脾为治则，治以理中汤加味，药物如藿香、陈皮、姜半夏、茯苓、白芷、紫苏梗、白术等；西医治疗以加强支持疗法、防止并发症为主要原则。

2. 变证

（1）伤阴泻：类似于肠炎型腹泻（迅速发生脱水与酸中毒的腹泻）；中医治以育脾阴为原则，方选五阴煎加减，药物如熟地黄、山药、茯苓、芍药、扁豆、五味子、太子参、白术等；西医治疗可配合静脉滴注疗法，纠正水与电解质失衡，控制感染，加强对症治疗。

（2）伤阳泻：类似于西医循环障碍型腹泻（呈现循环障碍的腹泻）；中医治以扶脾阳为原则，方选四君子汤加味，药物如福参、白术、茯苓、苍术、干姜、陈皮、姜半夏等；西医治疗同伤阴泻，改善循环功能，予以支持疗法。

（3）阴阳俱伤泻：类似于西医衰竭型腹泻（重度脱水及酸中毒引起全身衰竭的腹泻）；中医治以育阴维阳为治则，方选右归饮加减；西医治疗同伤阳泻，加强抢救及支持疗法等措施。

（三）论治贵在权变

塔移影林氏儿科主张活法在人，贵在权变。临证细审详辨，认真严谨，其遣方用药，灵活多变。以疳证而言，幼儿断乳，饮食杂进，损伤脾胃，食滞肠胃，湿热内蕴脾胃而成五疳。或善饥易食，或胃纳欠佳，或面目手足浮肿，咳嗽气喘；或脸红眼赤，口舌生疮；或身热不已，口渴无度；或两目发黄，或便血，种种证候均为湿热熏蒸，日久耗伤津液，热迫脉络所致。对于“阳常有余，阴常不足”、稚阴稚阳的小儿之体，其伤阴者十居八九，其证易虚易实。塔移影林氏儿科总结数十年的临床经验认为，治疗常法为清热育阴，继之健运扶脾，无不得心应手。然本病多因患儿体力孱弱，易招外邪，内外相引,酿成重病。如一男孩,患疳证,又突作寒热往来,病势凶猛,察舌审证,系邪在募原,急投达原饮合小柴胡汤,直捣病巢,使邪气溃败,速离募原,化险为夷。治病既知其常,更达其变。

(四)积滞重在运脾

塔移影林氏儿科认为,小儿积滞的病因,主要是由于感受外邪、内伤乳食与生冷以及脾胃虚弱等。在发病机制上认为外邪及伤食均属于外因,而主要的是机体内在因素。由于小儿脾胃抵抗力较弱,生理调节代谢功能低下,在外因作用下极易引起脾虚(脾胃功能失调)而发病。故中医学有谓"小儿肠胃嫩弱,稍有不慎,易引起泄泻,其原因虽多,总不离于脾胃失职",明确指出了外因只有通过内因才能起到一定的致病作用,治疗上注重运脾消滞。在临床上,林氏儿科将小儿积滞分为四种类型:

1. 消化不良热积型

塔移影林氏儿科认为此证多为伤风夹积。临床上常表现为发热,腹痛,便泄,烦扰,口渴喜饮,小溲短赤,舌燥,脉数急。治宜清热导滞,健脾行气,常用加味葛根芩连汤:葛根、枯芩各6g,川连、甘草各3g,木香1.5g,厚朴1.5g,猪苓、泽泻各6g,神粬6g,厚朴4.5g。

2. 消化不良寒积型

塔移影林氏儿科认为此证多因伤风寒夹冷积。临床上常表现为大便澄清,便色白或完谷不化,口不渴,虽有小渴,但喜热饮,舌苔白,脉沉迟或沉缓。治疗上常用香砂平胃汤:木香、陈皮、苍术、厚朴各3g,砂仁、甘草各1.5g。

3. 消化不良脾虚型

塔移影林氏儿科认为,此证多因小儿脾胃虚弱,不能健运水谷。临床上常表现为大便水泄或溏泄,夹有不消化食物,肌肉消,口唇淡白,舌苔白滑,脉象濡弱。治疗上常用加味参苓白术散:党参、白术各6g,茯苓、怀山药、土炒薏苡仁各9g,炙甘草1.5g,扁豆4.5g,陈皮2.1g,砂仁1.2g,乌梅3g。

4. 消化不良实积型

塔移影林氏儿科认为,此证多因小儿不知饥饱、饮食不节引起。临床上常表现为腹痛拒按,通则痛减,厌食或有呕吐,舌苔浊,脉滑数。治疗上常用消积散:鸡内金2具,山楂、竹茹、麦芽、谷芽各9g,枳壳45g。

(五)降逐痰火治癫

《难经》云“重阴者癫”,历代医家病机多主痰气郁结,塔移影林氏儿科认为小儿最易痰郁化火。如治一男孩,12岁,病延月余,先由暴晒后溺水,遂见发热胸闷,头痛呕吐,经某院做腰椎穿刺等检查,原因不明,对症治疗后热退,转而神志痴呆,喃喃自语,或语无伦次,嘻笑无常,夜不能寐,咳唾浓痰,大便艰通,该院拟诊为精神病,请景堂会诊。察其舌质红苔黄垢浊,脉滑数,断为暑湿互结,郁而化火生痰,痰阻心窍,扰乱神明,治以降火逐痰之法,予礞石滚痰丸。药后当夜即肠鸣腹痛,下奇臭大便半盂,次日神清,继予温胆汤等加味善后。又如他治一暴惊致癫患儿,据其舌质红苔黄腻,脉弦滑,揆其机理为素体肝热,风痰内伏,突然受惊,痰火相煽,风动痰升,内阻神明,而成癫症。治以泻火涤痰、养心安神之法为主,以五心汤合栀子、郁金、远志等味,7剂而获愈。

(六)辨析“脑病”六法

小儿急性脑病,一般发热较急,发病初期热势炽盛、惊风抽搐,或神识不清等症状,病程后期常见耗气伤津,以致气阴两虚。塔移影林氏儿科临证多按“热”“惊”“瘫”原则诊治,常用清热解毒、平肝息风、镇痉止搐、清心涤痰、育阴维阳等治疗六法。

1. **清热解毒法**

本病早期当邪热壮盛时，采用清热解毒法，常用药物如金银花、连翘、生栀子、竹叶、黄芩、黄连等。

2. **平肝息风法**

热邪化火引动肝火，出现惊厥，采用本法，常用药物如羚羊角、钩藤、菊花、桑叶、僵蚕等。

3. **镇痉止搐法**

当痉挛频发时佐以本法，常用药物如全蝎、蜈蚣、地龙等。

4. **清心涤痰法**

火甚生痰、热陷心营者，采用本法，常用药物有菖蒲、胆南星、天竺黄、淡竹叶、竹沥等。

5. **养阴和肝法**

病入后期，热极伤阴，虚风内动者，采用本法，常用药物有玄参、麦冬、石斛、牡蛎、龙齿等。

6. **育阴维阳法**

当惊风日久，耗气伤津，以致气阴两虚者，当用本法，常用药物如熟地黄、怀山药、山茱萸、淡附子、枸杞子、当归等。六法之中，以清热、镇痉、涤痰为主。本病属棘手，在中医辨证施治基础上，合理配合西医处理，可提高疗效。

塔移影林氏儿科认为小儿流行性乙型脑炎可以按照温病中卫、气、营、血进行分类，从而进行辨证论治。其分型如下：①卫气型（轻型）：体温在39℃以下，偶然有暂时上升较高的，有嗜睡、呕吐、头痛，但无惊厥、昏迷（或偶然见惊厥），脑膜刺激症状不明显。腹壁反射、提睾反射迟钝或消失。中医辨证为邪在卫分，以发热恶寒、头痛呕吐、口渴或少渴、舌苔薄白、脉细或弦数而虚为临床表现。林氏认为治当予辛凉平剂,方用桑菊饮或银翘散加减。②气营型(重型):体温持续在40℃左右,昏迷和脑膜刺激症状明显,并伴有惊厥。中医辨证为邪在气分,以恶热不恶寒、自汗、苔黄燥、脉洪大、面赤目红为临床表现。林氏认为治当予辛凉重剂,方用白虎汤、新加白虎汤或人参白虎汤加减。③营血型(极重型):体温持续在40℃以上,或体温不升,深度昏迷,反复惊厥,早期出现呼吸或循环衰竭症状。中医辨证分为邪在营分,临床上以神昏谵语、烦躁不宁、舌质红、脉数为主要表现。林氏认为治当予清营透邪,方用清营汤、清瘟败毒散加减。邪在血分时,临床上以神昏谵语、发狂、痉挛、抽搐、吐血、便血、舌深绛、脉细数或弦数为主要表现。林氏认为此当凉血解毒,方用犀角地黄汤加减(犀角已禁用,现多以水牛角代)。

【病案举偶】

案例一

患儿杨某,女,2个月半。泄泻1个月,大便日7~8次,完谷不化,或呕,口渴,烦躁,小溲尚利,遍身浮肿,面色苍白,阴部湿疹,舌质红。粪便常规检查:脂肪球(+)。处方:福参4.5g,怀山药9g,茯苓6g,炒白术4.5g,芡实9g,白芍6g,鸡内金3g,谷芽9g,炙甘草3g。

二诊:服上药2剂后,呕吐、泄泻已减,浮肿消退,口渴,舌绛,口疮出现,环口脱皮,眼赤,眼睑溃烂。处方:玄参12g,麦冬15g,青黛(布包)3g,滑石18g,玉泉散18g、枯芩6g,白芍6g,金银花24g,连翘9g,寒水石18g,知母9g。

三诊:稍能进食。泄泻反复,皮肤、眼睑等症状同上。以上方加竹茹9g、黄连1.5g予之。

四诊:皮肤反复脱皮,便稀,或呕,轻咳,烦吵,舌绛。处方:玄参24g,青黛(布包)4.5g,麦冬15g,金银花24g,桔梗4.5g,甘草

3g，生地黄9g，知母9g，黄柏9g，龟板24g，连翘9g。上方连进数剂，泻止，咳平，吐消，舌绛转红。

按语：该证系气阴两虚，土衰不能制水，故遍身浮肿，运化无权则完谷不化而作泻，泻之伤津，故口渴舌红。初诊以健脾益气为先，方选四君子汤加味治疗。二诊脾气渐复，然阴液未充，急以清热育阴与之。补阳易，补阴难，本证以大补阴丸合增液汤加减而收功。

案例二

初诊：患儿陈某，男，4岁。反复面部及下肢浮肿伴尿少3个月。眼睑浮肿，腹胀如鼓，舌淡红，苔薄白，脉缓。尿常规检查：蛋白(+++)，红细胞(+)；血总蛋白43g/L，白蛋白16g/L。处方：防己9g，黄芪15g，白术9g，连翘9g，赤小豆30g，大腹皮9g，桑白皮9g，陈皮3g，玉米须30g。

二诊：上方服4剂后，尿蛋白(+)，浮肿减轻，小便增多，舌脉同上。照上方再服4剂，尿蛋白转阴。后用防己、黄芪、生地黄、熟地黄、牡丹皮、泽泻、女贞子、玉米须等补气阴之品巩固疗效。出院时检查：尿蛋白(-)，血浆蛋白46g/L，白蛋白26g/L。

按语：本证属于阴水，为脾虚不能制水，水气盈溢，渗溢皮肤所致。治宜益气健脾利水，方以防己黄芪汤合五皮饮加减，继以健脾补肾、养阴填精之品巩固疗效。

案例三

黄某，女，13岁，素体肝热多痰，于烧柴火时忽见火中一黑物，遂暴惊大呼，啼哭不休，面苍白、唇青，继而神志痴呆，时惊惕抽搐，痰鸣，夜寐不安，脉弦滑，舌质红苔薄黄腻，此乃暴惊致病癫疾。治宜养心安神、清热化痰，佐开窍法，给予五心汤：竹叶心9g、麦冬9g、莲子心5g、玄参10g、南星9g、连翘心5g、郁金9g、菖蒲9g、天竺黄9g、生栀子9g、远志3g，并吞服磁珠丸9g。连服3剂，诸症迭减，唯仍眠少、梦多、口干、舌质红，苔薄黄。上方加珍珠母 30g、白芍 10g，继服 4 剂基本治愈。（林景堂老中医临证经验二则）

按语：“气有余便是火”。患儿素体肝热，风痰内伏，烧火时痰火相煽，风动痰升，内阻神明，产生幻觉，遂暴惊大呼，继而痴呆、惊悸、痰鸣，故用五心汤以养阴清心安神，加郁金、菖蒲、天竺黄、生栀子开郁泻火、涤痰开窍，磁珠丸取其重镇安神。

三、流派医德人文风采

闽派塔移影林氏儿科第六代代表性传承人林寿淇医德高尚，临证细心负责，重视医德教育，不时向子侄辈谆谆传述祖训“为医半以济世，半以谋生，不可敲竹杠，不乘人之危，不可以医生卖医，患者买命，虽觉眼前生意好，须知世上苦人多”等语。

闽派塔移影林氏儿科第七代代表性传承人林景堂在家族深厚医学积淀和浓厚学术氛围的熏陶下，不仅医术精湛，而且兼通国学，重视医风医德，与多位榕城医生组织“恒修社”（即医师学术研究会），切磋医技，集思广益，并热心福州中医教育事业的发展，在抗战期间，福州中医学社办学举步维艰之际，出任该社的董事，为该社第九、第十期学员能负笈从游，不辍于学而尽力。他怜贫恤苦，热心参加民国福州慈善团体——觉社，该社每日安排各科名医 3～5 名，义诊施药。

四、流派传承与发展

闽派塔移影林氏儿科第七代代表性传承人林景堂从医 70 余年，学验俱丰，望孚全国，他在 1982 年 79 岁时，回首前尘，总结自己治疗婴幼儿泄泻、痢疾、咳喘等疾患最为擅长，晚年著有《林景堂医案医话》一书。林景堂自1956年任福建省立医院儿科特约医师后，即与福建省著名西医儿科叶孝礼主任合作，开展中西医结合治疗儿科病的临床和实验研究，并认真做好传帮带工作，倾其所学，细心传授，热心诊病，无私奉献，二人长期合作。林景堂在1960年任福州市第一医院儿科中医主任后，仍坚持每周四下午去省立医院查房，与叶孝礼切磋医术，合作科研，还经常应邀会诊，难能可贵的是持之以恒，故硕果累累。与叶孝礼合著《新儿科临床手册》《儿科疾病研究》。1964年科研成果“婴幼儿泄泻辨证论治新体会”阐述了小儿腹泻病的中医辨证分型、西医概念、中医治则、中西医疗法等，备受国内儿科界的瞩目，1964年6月第六届全国儿科学术会议在北京隆重召开，全国有22个省市及国外儿科名医参加学术交流，他与叶孝礼主任双双被推为大会主席团成员，并宣读他们的合作研究论文，经大会成员及组织者认定他们对国内儿科学有新贡献，《人民日报》《光明日报》等均予大篇幅介绍。1964年，该研究项目获得国家科学技术委员会科学技术研究成果奖。1978年双喜临门，“中西医结合治疗小儿腹泻新体会”课题和《新儿科临床手册》均获全国医药卫生科学技术成果奖。此外，林景堂还发表了多篇有关泄泻、麻疹、痢疾等有价值的学术论文，载于《福建中医药》《中华儿科杂志》等刊物；《林景堂医案医话》一书于1979年获福州市科学技术成果奖。

❖ 第七章

连江陈氏儿科

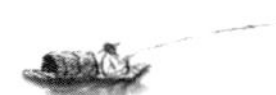

一、流派传承史

连江陈氏世业儿科传200多年。连江陈氏儿科第一至第六代代表性传承人由于历史原因,未留下文字记载。第七代代表性传承人陈清桂(1807—1883年),曾应童子试,名列前茅,嗣应举不酬其志,遂继先祖业,医术精湛,屡起沉疴,声誉鹊起。其医术传授于长子陈乃懋和次子陈乃霖,陈乃霖传授于其子陈建椿、陈建桐,陈建桐再传授于其子陈宜根。

连江陈氏儿科第八代代表性传承人陈乃霖(1832—1910年),精通儿科,对种痘法独擅,为凤邑之先驱。亦擅治麻疹,活人甚众。他平素温良恭俭,淡薄自持。其兄陈乃懋,兄弟双璧,闻名遐迩。陈乃霖医术传于其子陈建椿、陈建桐。

连江陈氏儿科第九代代表性传承人陈建桐(1880—1943年),擅种鼻痘,尤以治麻为专长,救治麻痘毒热内攻危在顷刻者,他通权达变,运药峻奇,挽狂流于既倒,名驰遐迩,求诊者甚多。

连江陈氏儿科第十代代表性传承人陈宜根(1919—2000年),主任中医师,1939年毕业于福州中医专门学校,从医60余年,学验俱丰,对小儿泄泻、麻疹、厌食、肌衄、新生儿疾病等临床疗效显著。曾参加编撰全国高等院校中医统编教材，兼任中华中医学会福建分会理事、福建省中医药学会儿科专业委员会名誉主任、《福建中医药》杂志编委、连江县中医院院长等职。曾被评为第一批全国500名老中医药专家学术经验继承工作指导老师之一，并享受国务院政府特殊津贴。著有《中医儿科诊治要诀》一书。

附：连江氏儿科传承谱系(图7-1)

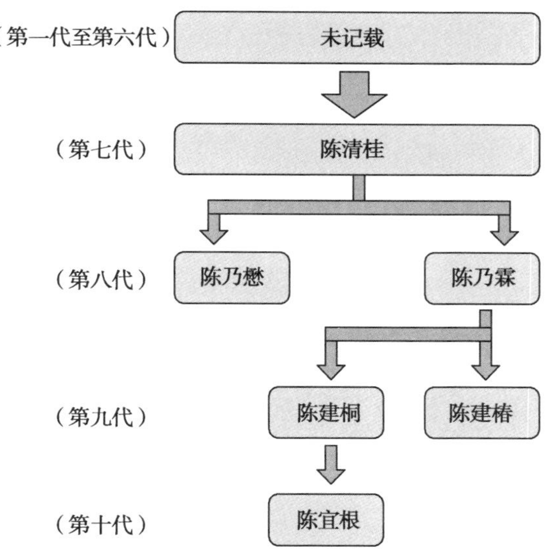

图7-1 连江陈氏儿科传承谱系

二、流派学术思想研究

连江陈氏儿科，历经十代200余年，积累了丰富的临床经验，形成独具特色的诊疗方法，主要体现在以下几个方面：

1. 治泻要诀，周全创新

连江陈氏儿科全面系统总结小儿泄泻治法，且有独特见解，可谓灵方别有心源得，占尽凤城处处春。治疗小儿泄泻，连江陈氏儿科主要运用健脾与祛湿两大法，而利小便实为祛湿之捷径，并将小儿泄泻的常用治法归纳为清热燥湿、淡渗利湿、健脾燥湿、健脾和胃、消食导滞、清热祛暑、宣清肺气、调和肝脾、滋阴养液、温补脾肾、敛肠止泻等，根据临床辨证采用相应的治法，依法选方用药，而各法之间可以相互配合应用，如暑泻可采取清暑和祛湿的药物配合应用；脾虚夹滞则可健脾和消滞并进等。并认为泻的关键是脾不运化水湿，有“湿多成五泻”之说。泄泻虽有多种不同因素，但未有不源于湿者，湿邪阻滞中焦，脾胃运化功能受阻，一为湿阻不化，一为脾运失健，两者互为因果。芳香之品能醒脾化湿，切中泄泻病因病机。所以对湿热型泄泻、脾虚夹滞泄泻、外感风寒泄泻，在辨证的基础上，多辅入白豆蔻、苍术、木香等味药，有助提高疗效。治疗泄泻需全面分析病因病机及所涉及脏腑，并重视肺气不宣对泄泻的影响，临证遇中西医多法治疗小儿泄泻而不愈时可加入宣清肺气之品而获愈；小儿肝常有余，又常可加入平肝柔肝之品。

2. **厌食证治，应策六法**

连江陈氏儿科认为小儿厌食，责于脾胃，治从运化，重视疏肝。临床依据辨证常应用理脾助运、健脾益气、养胃护阴、燥湿宽中、疏肝和胃、驱虫清补的六种治法，再依法选方用药，灵活应用，相互配合。醒脾助运法适用于脾运失健的患儿，证见面色不华，纳食无味，不思饮食，甚或拒食，形体偏瘦，舌质淡，苔薄腻。常用藿香、白术、半夏、南楂、枳壳、鸡内金、莱菔子、榧子、芡实等药。健脾益气法适用于脾气虚弱的患儿，证见四肢乏力，形体虚羸，不思饮食，便溏腹胀，饮食不化，舌淡苔薄白。方用参苓白术散加减治之。常用太子参、茯苓、白术、山药、薏苡仁、扁豆、砂仁、木香、麦芽等药。养胃护阴法适用于胃阴不足的患儿，证见不思饮食，口干多饮水汁，皮肤干燥，口唇干红，舌红少津，苔光剥，脉细数。方用养胃增液汤加减。常用金钗石斛、白薇、扁豆、怀山药、沙参、赤芍、白芍、麦芽、南楂等药。燥湿宽中法适用于湿浊中阻的患儿，证见腹胀，呕吐，痰涎，不思饮食，便溏，舌苔白腻，脉滑。方用二陈汤加味，常用半夏、茯苓、陈皮、青皮、厚朴、枳壳、槟榔、白豆蔻等药。疏肝和胃法适用于热郁肝胃的患儿，证见小儿善啼，烦躁易怒，睡时咬牙，不思饮食，甚或拒食，舌红，苔薄黄，脉弦。方用四逆散加味，常用毛柴胡、白芍、枳壳、甘草、青皮、陈皮、半夏、南楂等药。驱虫清补法适用于厌食伴有虫积的患儿，证见形体偏瘦，不思饮食，甚或拒食，睡时咬牙，大便可见蛔虫排出，舌淡红，脉弦。常用槟榔、使君子、榧子、芜荑、鹤虱、南楂、白术、枳壳、扁豆、麦芽等药。

3. 哑科遣药，心得十要

小儿生理病理的特点决定了临床处方用药的困难。吴鞠通云："其用药也，稍呆则滞，稍重则伤，稍不对证，则莫知其乡，捉风捕影，转救转剧，转去转远。"在临床用药上，连江陈氏儿科总结出小儿用药的经验要点。

（1）要胆大心细，诊断明确，治疗及时，用药审慎果敢。

（2）小儿为稚阴之体，外感风寒，麻黄、桂枝等辛温之品应慎用；肠胃积结，大黄、芒硝等峻猛之药宜少用，以免发散太过或攻下太甚而至耗阴伤液，滋生他变。

（3）小儿虽为纯阳之体，多生热病，但毕竟属于稚阳，黄芩、黄连、栀子、石膏等药要中病即止，过服苦寒则克伐阳气，伤害脾胃。

（4）脾胃为后天之本，小儿脾胃薄弱，乳食易伤，故要常常顾及补脾健胃、消食导滞，常用参苓白术散、保和丸一类方药。

（5）小儿易为寄生虫感染导致疳积等病，在处方用药上要时时注意驱虫安蛔，即使虫病的症状不明显，也可辅以驱虫消疳之药，如芜荑、鹤虱、榧子、使君子之类。

（6）小儿肝常有余，除了用于肝风内动、风火相煽之抽搐、痉厥的羚羊角、钩藤、全蝎、蜈蚣之外，一般情况更宜用些白芍、蝉蜕、金蝉花、千日红、绿萼梅之类的平肝养肝之品。

（7）小儿易虚易实，对于热病、重病患儿在病情缓解稳定后要及时顾护正气，即使尚有余邪，也可一方面清解余邪，一方面扶助正气，酌用太子参、黄芪、怀山药、扁豆一类性味比较平和的扶正补气药。

（8）用药要精，药少而力专。只要抓住主要矛盾，次要症状便可迎刃而解，此谓擒贼先擒王是也。在选择用药时，要选择一专多能的药物，如治疗泄泻，黄连既清热燥湿又可清暑，淡豆豉既可健脾又可消积，如是可以精简用药。

（9）药要浓煎，使药量少并多次分服，对于1岁以上能知甘苦的患儿，尽量少开苦药，或加少许白糖、蜂蜜调和。新生儿、乳儿有时喂药困难，病情不重，也可开药让其母服食，通过乳汁传给婴儿。对危重病儿，药饮不入，要采用鼻饲法或灌肠保留法。

（10）药量要根据患儿的病情、体质、体重等情况适当增减，除了大苦、大辛、大寒、大热及峻猛有毒、副作用大的药物要严格掌握其用量以外，以3岁小儿为例，一般药物剂量约为成人剂量的1/2~2/3，年龄小则减，年龄大则增。

4. 新生儿罹病，外治功捷

小儿又谓哑科，哑科治疗之难难在新生儿，新生儿如草木方萌，蛰虫出户，脏腑最娇，神气尤怯，治疗稍呆则滞，稍重则伤，连江陈氏儿科重视新生儿证治，并积累了丰富的临床经验，倘若无小，卒不成大。治疗新生儿疾病连江陈氏儿科重视外治法，认为新生儿皮肤嫩薄，药物外治易于吸收，脏气清灵，一拨即应，外治法是新生儿疾病治疗的重要方法之一。例如，新生儿硬肿病在辨证的基础上应用沐浴方治疗。用天麻、蝎尾、朱砂各1.5g，乌蛇肉（酒浸烙）、白矾各9g，麝香0.3g，青黛9g，共研细，烧汤洗浴，每次用沐浴药粉9g，水500ml，桃枝1枝，竹叶6~7片同煎，沐浴胸腹下身等处，勿浴背部，沐浴方有理气活血，散结止痛等作用。又如新生儿脐湿，可用《医宗金鉴》渗脐散，枯矾、龙骨各6g，麝香少许研末，平撒脐部，收敛水湿。或用煅牡蛎和炉甘石粉末撒脐部。脐疮治疗先洗净脐部，拭干以后以张涣“金黄散”外敷，黄连6g，龙骨3g研细，调敷患部以收敛解毒。也可用紫草茸、雄黄精、甘草、煅硼砂粉敷脐部。脐血，用赤石脂粉，滑石粉、槐花粉等适量溶于脐上，或用《证治准绳》龙骨散，龙骨、枯矾、胭脂、麝香适量研末敷于脐上。鹅口疮，若属心脾积热者常用西瓜霜、煅硼砂、冰片、马勃、甘草、黄柏、川贝母研末涂之。

【病案举偶】

案例一

江某，男，3岁，1987年6月17日初诊。

症状：面色苍黄，食欲不振，腹部膨大，青筋显现，肌肉消瘦，烦躁善扰，舌淡苔白，指纹不显。辨证：疳病，脾胃运化失职。治法：健脾消积。处方：茯苓12g，白术4.5g，潞党参18g，榧子9g，麦芽15g，谷芽15g，怀山药18g，陈皮3g，砂仁1.5g，扁豆18g，花槟榔3g，鸡内金3g，石膏9g，5剂。

6月22日复诊：自服上药，患儿食欲大增，烦躁亦减，面色好转，继服上方5剂。

7月30日三诊：患儿神态自如，面色微红，诸症均见好转，嘱照原方再服5剂。

按语：本方乃常用治疳积的经验方剂，方中党参、白术、茯苓、怀山药、扁豆补气健脾，陈皮、砂仁理气健脾，醒脾辟秽，佐以麦谷芽，鸡内金消食导滞。因“疳”证多有虚热，故在补药中加9g石膏以清热，“疳”多兼“虫”，所以用榧子、槟榔消积驱虫，此乃“九补一消”之法（方中补药多于消药数倍），为治疳常用之有效方法，本方一般情况下，服用1周即见效果。

案例二

滕某，女，2岁，1975年4月18日初诊。

症状：全身皮肤出现散在性紫色或红色斑点已五六日，排血便一次。服中西药未见效，转中医科治疗。血常规检查：红细胞计数3.8×10^{12}/L，白细胞计数5.7×10^{9}/L，中性粒细胞占45%，淋巴细胞占50%，嗜酸性粒细胞占4%，嗜碱性粒细胞占1%。出血时间2分钟，凝血时间1分30秒，血小板计数80×10^{9}/L。西医诊断：原发性血小板减少性紫癜。初诊时见：全身皮肤呈针头大紫癜，以两下肢为甚，紫癜连成斑，压之不褪色，神疲纳少，脸色苍白，指纹色紫，位于风关，舌质红，苔薄白。辨证：肌衄。证属肝旺脾虚，热郁血分。治法：清热解毒，凉血祛瘀。处方：升麻3g，生地黄12g，牡丹皮4.5g，栀子4.5g，玄参9g，藕节15g，赤小豆12g，马齿苋9g，2剂。

4月21日再诊：皮肤紫癜已明显减少，仅两下肢膝关节以下散在少数淡红色出血点，仍口干，纳呆，时诉腹痛，大便正常，指纹紫，舌质红，苔薄白。热不清，血不守，仍须清热凉血，嘱原方再进3剂。

5月2日三诊：据其母告，患儿进上方4剂之后，身上紫癜已全部消退，除胃纳稍差外，诸证悉平，复查血小板已升至175×10^{9}/L。血热既清，出血消失，遂予健脾消导之品，少佐清热渗湿之药，以巩固疗效,观察4个月未见复发。

按语:在治疗肌衄中,临床上常用升麻、生地黄、玄参、白芍,牡丹皮、藕节、甘草、紫浮萍、绿豆衣等药,且根据本人经验,屡以升麻代犀角,每获显效。升麻用量可达30g。究其道理,系因升麻微寒,能清热解毒,治疗因血分有热引起的斑疹。犀角地黄汤为常用方剂,但犀角现已禁用,升麻价廉货足,用之代替犀角,不失为治疗肌衄之有效药物。

案例三

吴某,男,3岁,1954年11月4日初诊。

症状:疹已至膝,色紫暗,高热40.2℃,眼闭,舌强,唇口破裂出血,呻吟不已,脉滑数。陈老诊为麻毒内陷心肝之逆证,投以白虎汤加味。石膏100g,知母10g,甘草2.5g,粳米13g,川贝母10g,菊花3g,芦根100g。

11月5日二诊,上午出诊至患儿家,见其两目直视,身僵,舌缩,人事不省,犹如死状,按其肤微热,疹迹尚在,脉沉数,测其体温41℃,遂处一方速服:石膏150g,寒水石50g,滑石13g,玄参13g,川贝母10g,牛黄(冲服)0.6g,芦根15g,龙胆草7g,白芍7g,蒲公英50g。日夜服2剂。

11月7日三诊,两目已能翻转,身僵、舌缩见好转,大便已通,小便色赤,体温38℃,再拟处方以清热解毒养阴。石膏50g,芦根10g,栀子10g,玄参10g,川贝母10g,竹茹13g,丝瓜络13g,粳米10g,车前子10g,白芍10g,煎服。

11月9日四诊,体温已降正常,能自饮米汤,处方照前方加扁豆衣10g,嘱家长注意调理,1个月后恢复健康。

按语:陈老认为麻疹逆证病情险恶,石膏辛凉解毒,善清疹热,但用量须重,一日两剂,重复使用,方能挫其热毒之势而获良效。

如此险逆重症,若不敢投以重剂,则必致热毒燔灼,难以扑灭而变坏证。

三、流派医德人文风采

连江陈氏儿科第九代传承人陈建桐,承继家风,仁心医术,对待患儿和颜悦色,怜贫恤苦,处处为患儿家属着想,对贫苦人家常免费诊病,赠资送药。常告诫弟子曰:“凡事必求无愧于心,非但耕医田,更应耕心田。”

连江陈氏儿科第十代传承人陈宜根受师风熏陶,不仅医术精湛,而且重视医风医德,待患儿如家人,被评为第一批全国500名老中医药专家学术经验继承工作指导老师之一,并享受国务院政府特殊津贴。

❖ 第八章

张氏儿科

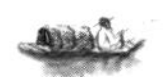

一、流派传承史

闽派张氏中医儿科始祖福慧上人，清末福州怡山长庆寺(西禅寺)方丈。俗姓刘，出生中医世家，精医理，擅针术，明草药，制丸散，后剃度为僧，慈悲为怀，济世救人，为一代著名医僧，学术传其外甥女刘雪娇。刘雪娇将其医术传授其子张贞镜，张贞镜再将家传医术传授长子张启荣、次子媳妇郑淑英、三子媳妇邹素庵、长女张秀卿、三女张秀龄，以三媳妇邹素庵最负盛名。张启荣将家传医术传授林淑英，长女张秀卿传授其子张庆云、张庆湘，二媳妇郑淑英传其子张一岳，三媳妇邹素庵传授长子张超群、次女张超景、三子张超祥媳妇方玉萍，以次女张超景最负盛名。张庆云、张庆湘传授张涛，张超景传授许红毅、傅许文彬。张氏儿科流派源于榕城闽侯清朝末年，传承六代，相传近 200 年，享誉八闽大地。

闽派张氏中医儿科第二代代表性传承人刘雪娇，师从福慧上人，幼传家学，苦研妇幼医籍，治疗初生儿疾病如不乳、不啼、哯乳、胎黄、夜啼、胎热、胎寒、胎惊等临床疗效显著，且擅用银针、抓筋捏脊等方法治疗小儿腹泻、咳喘、疳疾等疑难疾患。刘雪娇医术传授其子张贞镜。

闽派张氏中医儿科第三代代表性传承人张贞镜(1867—1945年),字镜亨,福建闽清人。早年就读私塾,并随母习医。1888—1893年在福州怡山长庆寺母舅福慧上人处深造医学,福慧上人医学理论造诣甚深,临证经验丰富,集文、武、禅、医于一身。贞镜受业于福慧,通读《黄帝内经》《难经》《医宗金鉴》《针灸大成》等书,焚膏油以继晷,恒兀兀以穷年,或笔杆为箸,满口墨黑,尚不知觉,于是医艺猛进。他一生苦读,博采众方,勇于创新,医术精湛,遣方用药精细,用针手法奇特。1893年在福州上杭街高顶路38号开设张贞镜诊所,专治儿科,尤以襁褓、孩提最具特色,行医53年,著手成春,享誉八闽。治病常施针法,遣药灵活独特,善用扁头针、婴儿皮肤针,研制点舌丹、乳菰灵丹、戊己散等特色中药制剂,以"一针开口噤,一丸定惊病"而蜚声榕城,被誉为幼科巨臂,名列《福州地方志》医界之榜首。曾历任上海群升医学研究院委员、福州市三山中医学会会长、福州亚东医院名誉院长。学术传授长子张启荣、次子媳妇郑淑英、三子媳妇邹素庵、长女张秀卿、三女张秀龄。学术流衍百余年,以三子媳妇邹素庵最负盛名。著有张氏祖集家方《保赤心书》《祖传婴冲秘旨》《张贞镜临床医案》等医籍,附有300多首经验方和秘方配药,应用于临床,效如桴鼓。

闽派张氏中医儿科第四代代表性传承人邹素庵(1914—2007年),福州市闽侯县人。父伯樵,以儒知医,诗书传家,岐黄游艺。素庵自幼习儒,又接受医学启蒙,悟性极高,《医学三字经》《药性赋》《脉经》《汤头歌诀》等均背诵如流。后毕业于福州中医专门学校(五年制),师承名医张贞镜,问业于妇科名医郑兰芬、内科名医林笔邻。邹素庵以"四勤"为座右铭:勤学、勤问、勤临证、勤磨炼。

对于《黄帝内经》《难经》等经典，力求知其所以然，掌握要旨；对于诸家名著，广为涉猎，融会贯通；重视临证实践，善于反思，求索新知。于是精治儿妇，旁及内科。张贞镜先生见其资质聪慧，谦虚好学，迎娶其为第三儿媳妇，倾其所学而授之。邹素庵得翁真传，开业于福州中选路 184 号，名曰邹素庵国医妇儿科诊所，对胎疾时感，疑难杂证，别有心悟，疗效显著。民国时期参加福州中医师公会。1952 年参加福建省卫生厅开办的中医进修班学习，1956 年受聘为福建省人民医院儿科医师，担任临床、教学、科研工作，1976 年经福建省卫生厅确定为重点继承对象的老中医，1980 年晋升为副主任医师，1984 年任福建省中医药学会妇儿分会常务委员，曾在省内外杂志发表多篇论文。学术传授长子张超群、次女张超景、三子张超祥，以次女张超景最负盛名。

闽派张氏中医儿科第五代代表性传承人张超景(1943—　)，中医儿科主任医师，福建中医药大学国医堂儿科专家，行医 50 多年。幼承家母邹素庵传授医术，1962 年进入福建省人民医院深造，曾在原福建中医学院和福建医科大学深造 5 年。曾任福建省中医妇儿科专业委员会委员、原福建中医学院卫生所所长。擅长治疗儿科疾病，临证善用飞针、点穴、精油推拿、中药贴敷等治疗方法，飞针回春(小儿飞针疗法，具有操作方便、疗效显著，无副作用的特色，对于高热、惊痫、鼻渊、呕吐、腹泻都有特效)，疗效显著。并继承家传，擅用内外结合方法治疗婴幼儿疑难杂症及皮肤病，深受患儿家属好评。发表文章十余篇，曾两次获得中医学院科研成果奖三等奖，参编著作《福州近代中医流派经验荟萃》《中国大陆寻医问药指南》深受海内外读者的欢迎。

附：张氏儿科传承谱系（图 8-1）

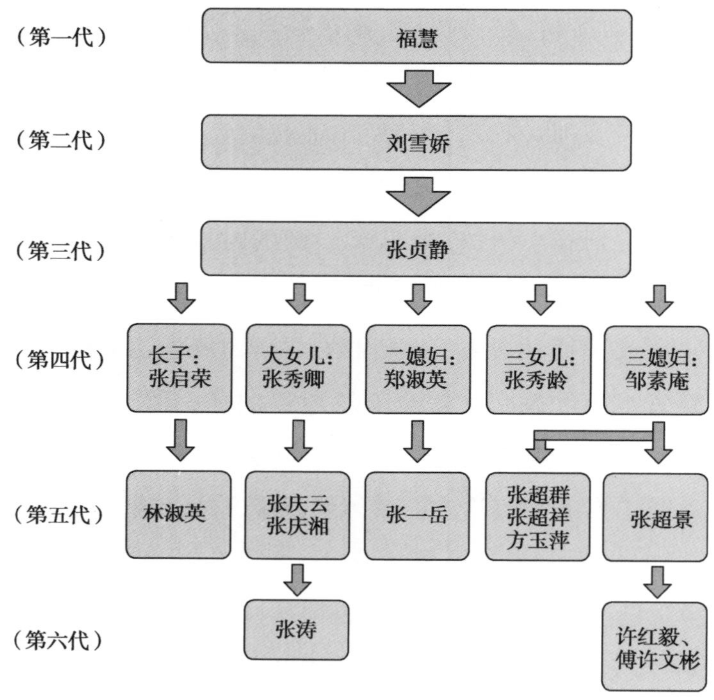

图 8-1　张氏儿科传承谱系

二、流派学术思想研究

张氏儿科，历经六世 200 余年，积累了丰富的临床经验，形成独具特色的诊疗方法，治疗手段别出心裁，以“一针开心噤，一丸定惊痫”而享誉八闽大地。张氏中医儿科第三代传承人张贞镜著有《中医汉字八音字典》《张氏祖传医方秘籍》和张氏祖集家方《保赤心书》《祖传婴冲秘旨》《张贞镜临床医案》等医著，计有 300 多种经验方和秘方配药。闽派张氏儿科在长期临床实践中，师古而不泥古，承家技而不执门户之见，逐步形成独具特色的中医儿科诊疗方法。

1. **针药结合,内外兼施**

张氏儿科临证中常常采用针、推、药三位一体的治疗方法,即使用针灸(皮肤飞针)、按摩(点按穴位)、药物(内服外用)相结合。临床根据病情轻重缓急而选择先针后药,或先药后针,或针药并施,或交替使用。一般而言,急危重症患儿常常采用先针后药或针药并施的治疗方法,慢性病患儿多采用先药后针,或针药并施,或交替使用。中药治疗常采用中药内服和外敷相兼施的治疗方法,灵活辨证,内外兼施,使药物直达病所,以提高临床疗效。善于应用家传验方、秘方于临床,用针手法奇特,遣方选药精准,临床疗效显著。临证善用扁头针、婴儿皮肤针,研制丸、散、丹、膏20余种,如点舌丹、乳疵灵丹、戊己散等特色中药制剂均有当时政府的注册商标,并开设"永寿药局"。用银针挑治法治疗马牙、螳螂子、夜啼、疳病等症,应用抓筋捏脊等手法医治疑难杂症。用黄土自制"黄金粉"治疗久泻,效果甚佳,配合藿香叶,善治脘腹胀满。用麻黄去节取芯磨粉配细辛宣肺平喘,温经散寒,对喘咳疗效更佳。白芷乃阳明头痛之药,而其常用于皮肤瘙痒症,为通窍醒脑、祛风止痛、消肿排脓之首药。此治疗方法简单易行,价廉效优,施济于民,解救疾苦,深受百姓的欢迎。

2. **注重运脾,佐以消导**

张氏儿科治疗小儿厌食症临证注重运脾,佐以消导。认为小儿脾常不足,脾胃娇嫩,平时饮食不知自节,寒温不知自调,容易食滞、积湿、生痰,伤食居多,常常积湿生痰,阻滞中焦,脾胃运化失常,升降失司,渐至厌食疳积、咳嗽痰多等他症丛生。临证应用运脾消导的苏朴苓夏合剂治疗小儿伤食、咳嗽、痰湿等疗效显著。然而,小儿"脾常不足,肝常有余",胃为水谷之海,腐熟水谷,乃脏腑之本;脾胃气血生化之源,运化水谷精微;而脾胃的运化有赖于肝木之疏泄,若木失调达,土必壅滞,土虚不运,易为木乘。因此,临证在调理脾胃的同时,应注重疏木化土,消食导滞。如厌食症患儿若屡投消导效果不佳者,临床往往忽略疏肝导滞,宜用温胆汤加薄荷、神曲。若妄用消导,徒于直伐而已。又如疳证,临床除表现脾虚见证外,常常兼见急躁易怒等肝气不疏、土虚木旺的临床表现,常在运脾的基础上,加用白芍、牡丹皮、金蝉花等,旨在疏肝理气,消食导滞,临证治疗常常能获得较好的疗效。

3. 治病求本,本于阴阳

张氏儿科临床重视调理小儿机体的整体阴阳平衡,遵循"虚者补之,实者泄之"的治则,调理之本,本于阴阳。《黄帝内经》曰:"阴平阳秘,精神乃治,阴阳离决,精气乃绝。"因此,小儿体质的调理,应遵循"善补阳者,必于阴中求阳","善补阴者,必于阳中求阴",调理阴阳以平为期,调理气血以和为贵,做到补虚不留邪,补中寓消,消中有补,消补兼施;祛邪不伤正,祛邪不忘扶正,顾护小儿脾胃,促使小儿气血调和,阴阳平衡,机体功能恢复正常,达到阴平阳秘的体质调理目的。这一观点,对小儿体质的气血偏颇、禀赋虚实寒热的调理起到提纲挈领的作用,临证调理,阴阳为本,深得要领,效果显著。

4. 注重四诊,审证求因

张氏儿科临证重视"四诊",突出望诊,抓住望神态、望气色及五官征象,察色审脉,获取小儿"哑科"的特殊证候。强调 3 岁以下看指纹,4 岁以上一指按脉定三关,脉证合参,审证求因。有诸外必有诸内,审查内外,以外测内,揆度奇恒。外感六淫致病,重视"风"为百病之长,临证祛风为要,治法根据因人而异,论证施治。根据四季不同,四性五味,病性常变,分辨真伪,强调三因而治(因人、因时、因地),抓住特殊患者、病种,深入探研,在四诊中强调认识普遍性和特殊性,因时、因地、因人制宜,知常达度,探索治本。临证中强调三要素:一是审证求因,二是辨证论治,三是病后调理。注重养脾补肾,补后天脾胃,养先天肾气,治病求本,合理用药,疑难病症就能迎刃而解。

5. 传承创新治疗手足口病

张氏儿科认为,本病多为外感时邪疫毒,内有脾胃蕴热所致。治宜解毒清热,泻脾凉血。在急性期用自拟大青三花汤加味治疗以奏解毒清热、凉血通瘀、燥湿除烦之功。急性发作期(发病前驱期、发疹期)症见发热、手足皮肤及咽部出现大量疱疹或溃疡,口痛拒食或流涎,烦躁不安,舌质红,舌苔淡黄或黄腻,指纹青紫透气关或脉数。为外感时邪疫毒,蕴热郁蒸脾胃所致。治法:解毒清热,泻脾凉血。方用自拟大青三花汤加味:大青叶、金银花、野菊花、扁豆花、柴胡、杏仁、黄芩、煮半夏、连翘、甘草。恢复期症见体温正常或有积热,手足疱疹渐干,口腔溃疡消退,口干纳差等,此乃余邪未尽,治宜清热化湿,理脾健运。方用:金银花、连翘、黄芩、茯苓、杏仁、薏苡仁、麦谷芽、煮半夏、甘草。用药应注意中病即止,小儿脏腑娇嫩,稚阴稚阳之体,故应防其苦寒伤脾胃,宜在热退、皮疹缩小,其他兼症缓解时改用清热理脾之药。而小儿"脾常不足",在防治上以调理中焦脾胃为主。脾胃健运,则内无生湿热之地,外邪无内邪呼应,疾病则无以发生。再者在饮食方面宜清淡,多服用苹果汁、西瓜汁等,不宜食用辛辣食物。多用中药代茶频频服用,使邪去不伤正气,病除则正安。

附:张氏儿科祖传秘方(新生儿)

1. 初生儿未弥月,阴茎肿大甚至如水泡或如蚯蚓样,小便不通。治法:用木鳖子一粒,和开水磨成浓汁,用消毒棉花一块浸于木鳖子汁中,透湿后敷于患处,每日 2~4 次。如形成蚯蚓状者,急用大青葱一条,冲开水浸湿待软,敷于肿处,连用 2~3 次,兼内服车前草三钱,鲜灯心草三钱,可逐渐消退。

2. 初生儿夜啼不止。治法:用黑牵牛三钱,研为细末,和面粉调匀做成光饼状,贴于脐部,用绷带包扎。如夜啼未止,次日照上法更换一次，如仍不见效，须请医师诊察有否其他疾患。

3. 初生儿汗出不止。治法：用五倍子三钱，干净黄土六钱（过筛），共研末用开水调匀，做成光饼状，敷于脐部，次晨解去，其汗可解。

4. 初生儿因洗身或因尿布滋湿脐部而发生疮疡（又名脐炎），局部红肿，时时渗出脓水，日久不愈。治法：用枯白矾二钱，煅龙牡各四钱，煅硼砂七分，冰片三分，制炉甘石一钱，上药共研细末，调匀，每用二三厘撒在脐上，用纱布覆盖，胶布固定。日换一次，三四日可愈。

【病案举偶】

案例一

林某，男，57天。患者为第一胎足月顺产婴儿，形神衰弱，啼哭声低，神识清楚，并无寒热、烦扰或其他不适。3天前（1964年7月18日）突然发现右眼白睛有两点针头大溢血点，颌下有黄豆大紫癜，神倦，不欲吮乳。曾服维生素C、B_1。次日，遍身密布瘀点，颜面、四肢尤多，融合成斑，鼻衄，齿龈出血，呕吐乳汁带血，便溏、色如酱、每天4次，小溲短赤。20日晨至某医院诊治，血小板22×10^9/L，住院输血50ml，下午继发高热、神昏，给服四环素等，热仍不解。于21日下午来本院门诊治疗。门诊检查：体温39℃，面色㿠白，口鼻干燥，身热神昏，气促无汗，右眼球结膜下溢血，齿龈及舌面均有点点凝瘀，遍身密布紫癜、色暗滞、压之不退，舌赤无苔，指纹紫暗透关射甲，颈项柔软，腹部平坦，肝、脾可触及，心、肺无异常发现。实验室检查：红细胞2.1×10^{12}/L，血红蛋白69g/L。白细胞计数3.75×10^9/L，中幼1%，晚幼6%，带状27%，分叶39%，淋巴23%，嗜酸4%，出血时间75分，凝血时间3分，血小板计数42×10^9/L，大便隐血（++）。处方：犀角（水磨冲）三分（犀角现已禁用，常用水牛角代），生地黄三钱，玄参三钱，金银花三钱，连翘三钱，侧柏叶三钱，玉泉散（包）六钱，知母三钱，僵蚕七分，鲜竹叶三钱，麦芽三钱。24 日：服上方 2 剂后，体温 37.5℃，肌热已减，神识清楚，指纹转淡紫且降至气关，舌面及齿龈出血点减少，吐衄已止，欲索乳，溲赤，大便隐血(+)，白细胞计数 9×10^9/L，中性 40%，淋巴 66%，嗜酸 8%，单核 1%。前方去玉泉散、麦芽，加六一散五钱，荷蒂一个。

26 日：服上方 1 剂后，体温 37℃，肌热全撤，斑色转淡，大便夹黄色。处方：升麻七分，鳖甲六钱，玄参五钱，熟地黄五钱，连翘三钱，牡丹皮一钱五分，白芍三钱，沙参三钱，当归身一钱，仙鹤草六钱，甘草七分。

28 日：服上方 3 剂，旧斑渐消，留有褐色沉着，唯下肢又现绿豆大紫斑 4 点，便溏色黄、日 3 次，溲利；大便隐血(-)，红细胞 2.3×10^{12}/L，血红蛋白 70g/L，出血时间 4 分，血小板 50×10^9/L。前方去牡丹皮、升麻，加茯苓三钱、西洋参(另炖冲)一钱五分。

29 日：服上方 1 剂后，未见新斑出现，面色尚欠华亮，精神不甚充沛。处方：西洋参(另炖冲)一钱五分，生熟地各四钱，当归身一钱五分，仙鹤草五钱，杭芍三钱，茯苓三钱，北沙参三钱，阿胶(炖烊冲)三钱，川贝母一钱五分。

31 日：服上方 2 剂，面色转红，精神活跃，吮乳增多，大便溏软、日五六次，溲多、色淡。上方加白术三钱、麦芽三钱。

8 月 1 日：大便转稠。血检：红细胞 2.62×10^{12}/L，血红蛋白 72g/L，出血时间 1 分，凝血时间 1.5 分，血小板 124×10^9/L。处方：福参一钱五分，茯苓三钱，白术一钱五分，芡实三钱，山药三钱，麦芽三钱，仙鹤草五钱，红枣三钱，炙甘草一钱。上方连服半个月，诸症均消失，血小板逐渐恢复正常。

案例二

林某，男，5 个月。缘于恶犬嚎叫惊吓，泄泻青绿色大便已 1 周，日行 5~6 次，用土霉素、痢特灵治疗 4 天未见好转。患儿惊哭不安，呕吐乳块，睡时露睛，不时惊跳，环唇色青，大便青绿色，日行6~7次，有泡沫状，小便正常，舌质红，苔微黄，指纹青紫透气关。证系小儿形气未充，外受惊吓，拟镇惊安神，补脾益气，太子参5g，朱茯神8g，蝉蜕5g，钩藤5g，白芍9g，琥珀1.5g，神曲8g，麦芽9g、黄柏4g。服药1剂，大便基本转正常，日行2次，粪色转黄，睡眠安静，亦无露睛，舌脉正常，照上方去琥珀再服1剂以巩固疗效。

按语：小儿泄泻的辨证分型与成人腹泻的辨证治疗大体相同。但是小儿又有由七情中“惊恐”而引起的惊泻。一般在3岁以内的婴儿易受惊吓，因小儿脏腑娇嫩，形气未充，经脉未盛，神气怯弱，另受惊恐，这是成人所少有的，在治疗上只有用益脾镇惊法收效较捷。

案例三

罗某，男，8个月，1987年8月2日就诊。患儿发热咳嗽，口臭流涎，服西药红霉素、扑热息痛（对乙酰氨基酚）、维生素C及中药2剂治疗3天效果不佳。咳嗽虽有减轻，但啼哭不安，发热面赤，体温39℃，口舌生疮，齿龈肿痛出血，拒食流涎，大便稀水样、秽臭，小便短赤，舌红苔黄，指纹紫滞。脉证合参，此为外感热邪，热蕴脾胃，上熏口舌。治宜清脾胃积热，佐以解毒。处方：栀子5g，石青24 g，黄连5g，生地黄12g，黄芩8g，金银花10g，连翘10g，青黛（布包）1.5g，灯心草10g，2剂药后体温下降，诸恙减轻过半，但喉中有痰声，仍拟上方去石膏，加川贝母5g，再服1剂，康复如常。

按语：口疮是儿时期常见的口腔疾患，在临床上有实火和虚火之分，虚火多因脾肾不足。水不制火，虚火上浮所致，应用六味地黄丸滋阴降火，而实火多由心脾积热上迫所发，多用清热泻脾散、凉膈散、泻心导赤汤之类药物治之。

三、流派医德人文风采

闽派张氏儿科始祖福慧上人，擅用自制银针和自采山后青草药治病，并将自采草药制成膏、散。内服膏、丹、丸、散，外用中药贴敷，治病救人，活人无数，常以“人命至重”为训导，并将其特色疗法传授外甥女刘氏雪娇。受家学熏陶，雪娇医德高尚，谙熟草药，用药或在指顾之间，效验便廉，望朔义诊，每年正月初一至初三，每月初一及十五，专为患者义诊，不收诊金。

四、流派传承与发展

闽派张氏儿科第三代传承人张贞镜，曾以“一针开口噤，一丸定惊病”而享誉榕城。1919—1934 年任上海群升医学研究院委员、福州市三山中医学会会长。1931—1938 年任福州亚东医院名誉院长。著有张氏祖集家方《保赤心书》《祖传婴冲秘旨》《张贞镜临床医案》等医籍。针法神奇，制药灵效，施济于民，活人无数，开设“永寿药局”，研制特效制剂 20 余种。

闽派张氏儿科第四代传承人邹素庵以“四勤”为座右铭，即勤学、勤问、勤临证、勤磨炼。诸家名著，广为涉猎，融会贯通。在榕城建立妇儿专科门诊，为福建省名中医，曾任福建省妇女联合会第一届常委，福建省中医药学会妇儿分会常务委员等职。

闽派张氏儿科第五代传承人张超景在临床中善用飞针、点穴、精油推拿、中药贴敷等，疗效显著。曾任福建省中医妇儿科专业委员会委员、福建中医学院卫生所所长等职。临床中善用飞针、点穴、精油推拿、中药贴敷等，疗效显著，擅用内外结合方法治疗婴幼儿疑难杂症及皮肤病。发表文章 10 余篇，曾两次获得福建中医学院科研成果三等奖，参编《福州近代中医流派经验荟萃》和《中国大陆寻医问药指南》等书籍深受海内外读者的欢迎。

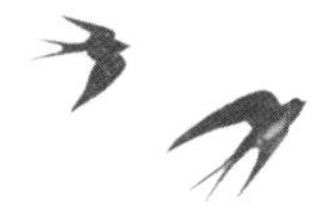

主要参考文献

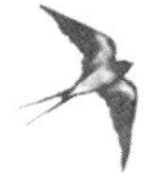

1. 刘德荣,邓月娥. 福建历代名医精华[M]. 北京:中国中医药出版社,2012.
2. 倪健中. 人文中国:中国的南北情貌与人文精神[M]. 北京:中国社会文献出版社,2008.
3. 徐晓望. 福建思想文化史纲[M]. 福建:福建教育出版社,1996.
4. 何绵山. 福建经济与文化[M]. 北京:中国戏剧出版社,1996.
5. 萧诏玮,黄秋云,孙坦村,等. 榕峤医谭——福州历代中医特色[M]. 福州:福建科学技术出版社,2009.
6. 李如龙. 福建方言与福建文化的类型区[J]. 福建师范大学学报,1992(2):80-87.